药食同源系列

探秘药食同源

史艳财　邓丽丽　韦　霄　主编
广西壮族自治区中国科学院广西植物研究所　编

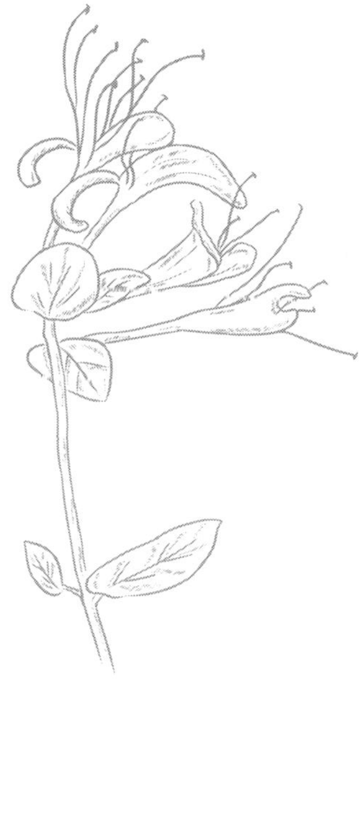

广西科学技术出版社
·南宁·

图书在版编目（CIP）数据

探秘药食同源 / 史艳财，邓丽丽，韦霄主编；广西壮族自治区中国科学院广西植物研究所编. —南宁：广西科学技术出版社，2024.3
ISBN 978-7-5551-1911-1

Ⅰ.①探… Ⅱ.①史… ②邓… ③韦… ④广… Ⅲ.①食物养生 Ⅳ.①R247.1

中国国家版本馆CIP数据核字（2024）第106779号

探秘药食同源

TANMI YAOSHI TONGYUAN

史艳财　邓丽丽　韦　霄　主编
广西壮族自治区中国科学院广西植物研究所　编

策划编辑：罗煜涛　李　媛　　封面设计：梁　良
责任编辑：李宝娟　　责任印制：韦文印
责任校对：夏晓雯

出 版 人：梁　志　　出版发行：广西科学技术出版社
社　　址：广西南宁市东葛路66号　　邮政编码：530023
网　　址：http://www.gxkjs.com
印　　刷：广西民族印刷包装集团有限公司

开　　本：787 mm × 1092 mm　1/16
字　　数：145千字　　印　　张：7.25
版　　次：2024 年 3 月第 1 版　　印　　次：2024 年 3 月第 1 次印刷
书　　号：ISBN 978-7-5551-1911-1
定　　价：48.00 元

编委会

主　　编：史艳财　邓丽丽　韦　霄

参编人员（按姓氏笔画排序）：

王　博　王　磊　韦记青　杨曼生
肖文豪　余洪涛　邹　蓉　陈艺晖
范进顺　赵东梅　胡真真　柴胜丰
高　薇　唐健民　梁　惠　蒋运生
覃　芳　熊忠臣

编写单位：广西壮族自治区中国科学院广西植物研究所

前 言

药食同源是我国劳动人民在漫长历史过程中的智慧结晶，体现了食物在养生保健和防病治病方面的功效。近年来，药食同源产业已成为热门产业，国家尤为重视，卫生管理部门陆续组织公布药食同源名录，该名录收录110种按照传统既是食品又是药品的物质。2013年，《国务院关于促进健康服务业发展的若干意见》明确提出了加强药食同用中药材的种植及产品研发与应用。随着国家对药食同源、食养文化等传统文化的推广，药食同源文化已被越来越多的国人所熟悉与青睐，药食同源必将成为大健康产业的新宠儿。

目前使用药食同源中药养生的人越来越多，如果不能掌握正确的使用方法，不但达不到滋补调理的效果，还会危害健康。而现实中真正能够科学使用的人不多，多数人使用的都是道听途说的土办法，因此易陷入误区，甚至造成不良后果。此外，面对市场上丰富的食品，究竟应该选择吃什么喝什么？标注添加氨基酸、维生素、微量元素、矿物质、功能因子、卵磷脂等成分，是否就可作为选购的标准或依据？这些问题都是人们在选用药食同源产品时面临的困扰。可见，为避免滥用药食同源产品，以通俗易懂的方式向群众阐述药食同源的内涵、发展、应用等内容显得极为迫切，且意义重大。

在此背景下，多位长期从事药食同源药用植物研究的专业技术人员共同编写了这本《探秘药食同源》，以便让大家更好地了解和学习到全面、系统的药食知识，弘扬传统中药国粹，助力中华传统药食文化的传承和健康中国的建设。

本书编写力求精益求精，但因水平有限，书中难免存在疏漏和不足之处，敬请广大读者和同行不吝赐教，多提宝贵意见。此外，在本书编写过程中，我们借鉴和参考了诸多同行的相关著作和论文，但由于资料来源较广，未能一一列出，在此特向原作者表示衷心的感谢！

本书研究成果得到以下项目资助：八桂青年拔尖人才项目、第四批林草科技青拔人才项目、广西科技基地和人才专项项目“广西特色优势林药两用植物金槐富硒栽培及加工关键技术研究”（桂科 AD21220011）、国家林业和草原局重点研发项目“广西药食同源植物资源调查及创新应用”（GLM〔2021〕037 号）、云浮市 2021 年中医药（南药）产业人才项目、广西重点研发计划项目“桂北杉木人工林药－菇高效间套种植与高值化利用关键技术研发与示范”（桂科 AB22080072）、广西科学院高端智库建设项目“广西进一步加强药用植物在乡村产业振兴中应用路径分析和举措研究”、2022 年度广西科技界智库重点课题“广西林下中药材产业现状及创新发展战略与路径研究”（桂科协〔2022〕P-20）。在此表示衷心的感谢！

编者

2024 年 1 月

目　录

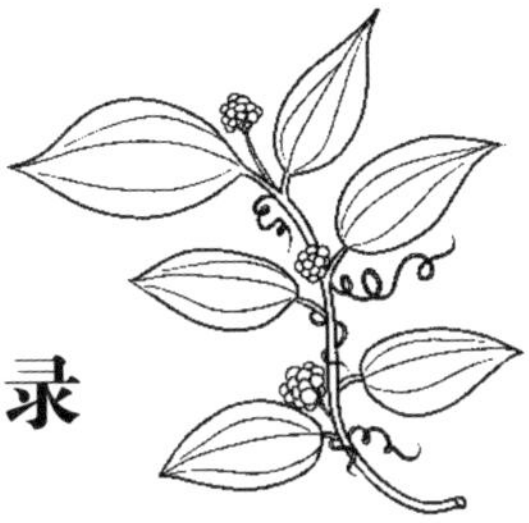

第一章　药食同源概述

一、药食同源的概念及发展

（一）药食同源的概念

药食同源是人们对食物与药物（尤其是中药材）关系的归纳，指食物和药物来源一致，都来源于自然界，都以初生代谢产物和次生代谢产物为物质基础，且具有成分同源性和理论同源性。许多食物既有食用性又有药用性，在中医药理论指导下可用于养生保健及防病治病。

（二）药食同源的发展

1. 上古时期

人类需要食物以维持身体的正常生命活动。上古时期，人们在寻找食物的过程中逐渐弄清楚了食物与药物的区别，将有治疗功能的物质归纳为药物，将用于饱腹充饥、提供营养的物质归纳为食物，因此便有了药食同源的说法。《淮南子·修务训》中记载的“尝百草之滋味，水泉之甘苦，令民知所辟就”就是最好的依据。“神农尝百草”的典故形象地说明当时药物和食物已经开始被区分，但是还没有明确的界限。

2. 夏、商、周、春秋时期

相对于上古时期人们对药食同源的懵懂认识，夏、商、周、春秋时期人们对药食同源的认识更为深入。这时期出土的甲骨文记载了 100 多种可入药的动植物，且有酿酒、鱼治腹疾、枣治疟疾和艾灸等诸多描述。“医”的繁体字为“醫”，“酉”即为酒，可见此时人们对食物可作为药物已有基本的概念和认知。

《山海经》中记载了禽、兽、鱼、鸟、草、木、谷、果等 70 多种可药用的食物，且对食物的功能进行了区分，如“食之不饥”“食之不疥”“食之已风”充分表现了食物的充饥、保健和疗疾作用，说明那时人们已对食物的功能有了较为细致的区分和界定。《周礼·天官》记载了疾医主张用“五味、五谷、五药养其病”，而东汉经学家郑玄认为“五药”即草、木、虫、石、谷，说明“谷”既是食物，也是药物，表明周朝时期人们对营养和治疗的辨证关系已经有了充分的认识。

3. 战国、秦、汉、三国时期

作为现存最早的系统论述中医及养生理论的典籍，秦汉时期的《黄帝内经》记载：“自古圣人之作汤液醪醴者，以为备耳！夫上古作汤液，故为而弗服也。中古之世，道德稍衰，邪气时至，服之万全。”“汤液醪醴”都用五谷蒸煮而成，说明在当时五谷制成的汤液和酒既可饮用，也可疗疾。此外，书中还有“人以水谷为本，故人绝水谷则死”“五谷为养，五果为助，五畜为益，五菜为充，气味合而服之，以补精益气”等大量有关饮食对保健养生影响的论述，阐述了不同食物的功能偏向。该典籍为后世的食养理念奠定了基础。《神农本草经》收录的 365 种药物中，有 59 种是食物，其中的 36 种食物目前已被纳入既是食品又是药品的品种名单。

4. 两晋、南北朝、隋、唐、宋时期

东晋时期的葛洪曾广泛使用食物入药治疗各种疾病，其所著的《肘后备急方》中所用的食物及药食同源物质有 58 种。南朝陶弘景的《本草经集注》载药 730 种，其中药食同源物质达 195 种，并首创按药物自然属性分类法，将玉石、草木、虫兽、果、菜、米食、有名未用等分列。而对食物性能定位最精辟的论述出自隋朝杨上善所著的《黄帝内经太素·调食》，其上记载“五谷、五畜、五果、五菜，用之充饥谓之食，以其疗病，则谓之药。是以脾病宜食粳米，即其药也，用充饥虚，即为食也。故但是入口资身之物，例皆若是”，解释了食物的食用性和药用性依照服用对象和服用目的不同而有侧重。从“故但是入口资身之物，例皆若是”的观点中可看出，杨上善认为所有的食物都可视为药物，强调了食物具有亦食亦药的特性，但并未说药物也有亦药亦食的可能。

唐朝孙思邈在《千金翼方·药名第二》中引用了天竺大医者耆婆的观点：“天下物类皆是灵药，万物之中，无一物而非药者。斯乃大医也。”在《备急千金要方·卷二十六　食治》中提出食疗重于药治，并收录了可药用的食物 155 种，极大地完善了药物的概念和扩大了药物的范畴。孟诜所著的《食疗本草》首次将药食同源物质从传统本草中分离出来进行论述，记载的药食同源物质有 200 多种，且不少为唐代初期本草典籍失载之物，如荞麦、绿豆、菠菜、白苣、胡荽、鲈鱼、鳜鱼、石首鱼等，书中还全面记载了食性、食宜、食忌和食方，有力推动了药食同源物质及食疗的发展。

5. 元、明、清时期

元、明、清时期涌现出了大量食物性本草及食疗专科书籍，所载药食同源物质的数量也大大增加。元朝吴瑞的《日用本草》收载了饮食物 540 种，忽思慧的《饮膳正要》收录各类食物 230 种。明初朱棣的《救荒本草》共记载野生可食用植物 414 种，均有救饥和治病的用途，其中 276 种为以往本草典籍未载之物。明朝李时珍的《本草纲目》载药 1892 种，增加新药 347 种，书中果、谷、菜、禽、兽、介、虫分类下所

载的食药占全部药物的36%。明末姚可成补辑的《食物本草》更是收载了1689种药食同源物质。

6. 民国时期

民国时期随着西方先进科学知识的引入，许多著作融入了现代医学的知识，药食同源的理论得到了极大的扩展，如张若霞的《食物治病新书》、程国树的《伤寒食养疗法》、沈仲圭与扬志一的《食物疗病常识》、丁福保的《食物疗病法》、上官悟尘的《食物常识》、朱仁康的《家庭食物疗病法》、陆观豹的《食用本草学》等，均对中医食养、食疗及药膳的传承与发展起到了重要作用。

7. 新中国成立至今

新中国成立后，国家对中医药的发展十分重视，诸多药膳、食疗类的著作相继问世。如叶桔泉1973年所著的《食物中药与便方》对药食兼用的食物与中药功能做了全面的介绍，并列出适应的药膳配方；叶锦先1976年所著的《实用食物疗法》对中医药膳食疗的教学起到最为直接的作用。改革开放后，养生学科快速发展，有关药食同源的著作更如雨后春笋般涌现，如彭铭泉1985年主编的《中国药膳学》，钱伯文、孟仲法等1987年主编的《中国食疗学》，谢梦洲、朱天民主编的国家规划教材《中医药膳学》，翁维健1988年编著的《食补与食疗》，极大地推动了药食同源理论与药膳学科的发展。

（三）药食同源与医食同源的区别

药食同源概念自首次被提出以来，其研究总体呈上升趋势，且在近几年有了较大的提升。与此同时，药食同源也有医食同源的说法，然而发展到现代，医学与药学已逐渐分化成两个学科，医食同源与药食同源也表现出差异。从研究对象及范围来看，医食同源侧重于学科之间的关系，指的是医学和饮食营养学在实践及理论上的同源性，包含了药食同源，范畴较大；而在药食同源中，药物是医学的载体，食物是饮食营养学的研究对象，该词强调的是药物和食物的关系，范畴较小。药食同源可视为从医食同源中分离出来、研究具体药食关系的支流。

二、药食同源的理论依据

（一）药食难以区分

通常人们认为用于治病者为药物，用于充饥饱腹者为饮食物。中医学药食同源则认为，许多食物既是食物也是药物，同样能够防病治病，大部分是药食同源，很难严格区分，如橘子、花椒、蜂蜜等。这就是药食同源理论的基础，也是食物疗法的基础。《神农本草经》称药有“五味四气”(四气：寒、热、温、凉；五味：酸、苦、甘、辛、咸）与有毒无毒，论及药物先标明其性味。古代医学家将中药的“四气五味”理论运用到食物中，认为每种食物都具有“四气五味”。

（二）药食结合使用

我国从古至今都很重视药和食的结合。早在周朝的医疗机构中就设有“食医”一职，主要负责君主的食疗养生。在长沙马王堆出土的《五十二病方》《胎产方》和《养生方》中也记载有不少的药食和药膳资料。经众多学者考证，药食同源思想的起源可以追溯到远古时期，《黄帝内经·太素》《神农本草经》等中医典籍记录了中医理论下药食同源及其理论的演变。《本草食疗》《食疗经》《饮膳正要》等食疗专著形成了药食同源的理论基础。

三、药食同源理论的核心内容

（一）食养

食养是依据个人体质，科学严谨地搭配食材，从而起到养生保健的作用。正如《黄帝内经·素问·五常政大论》中提到：“大毒治病，十去其六；常毒治病，十去其七；小毒治病，十去其八；无毒治病，十去其九；谷肉果菜，食养尽之；无使过之，伤其正也。”简而言之，食养即是用食物调整机体的状态。食养虽为上策，但因效果不明显、易错过使用时机等问题而不被看好。

（二）食疗

“食疗”一词起源于《备急千金要方·卷二十六　食治》，其所云：“知其所犯，以食治之；食疗不愈，然后命药。”故食疗是以中医学辨证论治和整体观念为基础，将食物作为药物，并运用方剂学原理施治。食疗已经具有“治”的趋势，更适合患者使用。

（三）药膳

药膳最早出现于《后汉书·列女传》中，是将食物和药物组方食用，是食养、食疗的拓展物，更是药食同源理论最璀璨的成果，成为养生学中最为重要的一跃。一方面药膳提高了食养、食疗的作用效果，另一方面扩大了食物和药物的作用范围，无论健康与否，无论何种体质，均可辨证施膳。此外，药膳使食养、食疗的原材料增多，食用性药物的加入更是丰富了食养、食疗的种类。日常生活中，人们已熟悉运用简单的食材制作药膳。如家中常用的桂皮、八角等都是著名的中药材，将其应用到食物中不仅能丰富食物的口感，还能调理身体；将枸杞子加入豆浆中进行熬煮，不仅能提升豆浆的口感，还能起到养胃的功效。

第二章　药食的同源性与差异性

一、药食的同源性

食物和药物具有同源性，两者的同源性主要体现在以下三个方面。

（一）来源具有同源性

食物与药物都来源于自然界，人们在长期的觅食过程中，通过经验和总结，将能充饥饱腹的物质确定为食物，将会损害人体健康或致人死亡的物质确定为毒物，将具有治病功效、食用后有助于恢复健康的物质确定为药物。长期以来人们有以植物为主的饮食习惯，加上药物又多从植物而来，故我国的药物也称为本草，这可视为药食同源的例证。随着人们认识水平的提高，人们逐渐认识到食物和药物的不同特性而将两者分离开来，药与食由同源走向分化，同时衍生了药食同源这一分支。

（二）成分具有同源性

从生物和化学的角度来说，药物和食物组成的基本元素相同，均为碳、氢、氧、氮、硫、磷等，这些基本元素进一步构成蛋白质、脂肪、氨基酸和碳水化合物等初生代谢产物。初生代谢产物通过次生代谢过程产生萜类、黄酮类、酚类和生物碱类等次生代谢产物。就功能而言，初生代谢产物主要满足人体对能量的需求，而次生代谢产物多为防治疾病的有效成分。

（三）理论具有同源性

由于药物和食物来源相同，且目的都是使人健康，客观上要求两者需有共同的理论指导。我国药食同源理念在应用于实践时体现了鲜明的中医药特色，食物和药物的理论同源性，主要体现在整体观念和辨证论治思想指导下的药食运用原则上。春秋战国至秦汉时期，百家争鸣，哲学思想空前繁荣，医学和饮食营养学也逐渐形成了较系统的理论，整体观、平衡观、阴阳五行、性味归经、升降浮沉、三因制宜等理论指导着食物和药物的应用。《寿亲养老新书》记载："水陆之物为饮食者不管千百品，其五气五味冷热补泻之性，亦皆禀于阴阳五行，与药无殊。"人是一个有机整体，阴平阳秘才能身体健康，一旦阴阳失调，则需祛邪扶正。食养正气，药攻邪气。《黄帝内经·素问·六元正纪大论》记载："用热远热，用凉远凉，用温远温，用寒远寒，食宜同法。”说明食物用以养生及药物用以治病的指导原则是一致的。

二、药食的差异性

（一）化学物质上的差异性

食物和药物都有初生代谢产物和次生代谢产物，但这两类成分的含量、比例存在明显差异，故长期以来人们对食物和药物成分研究的侧重点有所不同。食物可提供蛋白质、碳水化合物、脂肪、维生素、矿物质元素等人体需要的营养物质，初生代谢产物含量更多，多侧重评价其营养成分。药物中主要的药效成分为黄酮类、甾体类、生物碱类、萜类等，次生代谢产物所占比重更大，多侧重评价药效成分。

（二）性味归经上的差异

从性味归经方面来看，食物和药物虽均具有“四气五味”，但性味的强弱和厚薄度不同。《备急千金要方》中有“药性刚烈，犹若御兵”之说，而食物性味则多平和，因此，无论是补益、疗疾还是不良反应，食物的作用都较药物小。有研究人员对 424 种药材及 212 味食材进行分析，发现药材中偏性药材达 77.6%，苦味系药材达 43.6%，有毒药材占 9.4%；而食物中平性食材占 36.8%，甘味食材占 81.6%，药食同源物质以温性、甘味、归脾胃经的食物所占比例最大。正因为食物和药物的偏性有异，所以两者主攻方向也不同，食物主要用于“安身”，药物则主要用于“救疾”，正如吴钢在《类经证治本草》中提到的“药优于伐病而不优于养生，食优于养生而不优于伐病”。

第三章　药食同源物质

药食同源物质指既能当作饮食物又有一定治疗功效的物质，如生活中较为常见的橘子、龙眼、山楂、桂皮以及蜂蜜等。在广义上，凡是既可食用又可药用的物质皆为药食同源物质，药食同源原料和药食同源产品合称为药食同源物质。药食同源物质的概念源自我国传统的一类既能解决温饱又能治疗疾病的食药材，现在的概念是指国家卫生健康委员会根据《中华人民共和国食品安全法》等规定，经过安全性评估等一系列举措后公布的《按照传统既是食品又是中药材物质目录》中的物质，也指在国家现有的中药材标准类别中，经过食品安全风险评估被认为长期服用对人体无害的动物和植物的可食用组分，如黄精、桑椹、酸枣仁等，主要包含药品、保健食品、功能性食品等类型。

一、药食同源物质的特点及发展

（一）既是食品又是药品的物质特点

药食同源物质一般具有以下 4 个特点。

1. 作为药品

既是食品又是药品的物质应与其他中药一样收录于《中国药典》中，并清晰标明其主治、性味、归经、功效、用法以及用量等相关信息，以法典的形式保障其有效性和合法性。被列为既是食品又是药品的物质，其名称应与《中国药典》中的名称保持一致，避免出现同物异名现象。

2. 作为食品

既是食品又是药品的物质应与其他食品一样具有安全性。因此，不仅需要对其进行应有的功能性评价，而且需要进行必要的安全性评价。

3. 用途多样性

既是食品又是药品的物质的双重性决定了其用途的多样性，这种用途的多样性也决定了其使用方法的多样性。药食同源物质作为食品和作为药品时的用法和用量不同，如百合、黄精等物质作为药用时可以生用或经炮制（如蒸煮、酒炙、炒焦、炒黄等）后使用，其用量需严格按照组方要求，不可随意增减，而作为食品使用时，可以采用不同的烹饪方法（如炖、炒、凉拌等）进行加工后食用，其用量可根据个人的需要增减。此外，作不同用途时其使用途径可能不同，如鱼腥草和芥子等物质既可内服，又可外用。

4. 遵循中医药理论指导

不管用作食品还是药品，既是食品又是药品的物质都应遵循中医药理论指导原则，在使用时不仅要根据使用者的体质、健康状况、饮食禁忌确定用法、用量，还要考虑所用物质的“四气五味”、五行制化和配伍关系等特性。

（二）既是食品又是药品的物质名单沿革

为调节《中华人民共和国食品卫生法（试行）》（1982 年颁布）与《中华人民共和国药品管理法》（1984 年颁布）相关规定中“食品”与“药品”的监管矛盾，1987 年，卫生部颁发了《禁止食品加药卫生管理办法》，该文件附录公布了既是食品又是药品的品种名单（第一批）。名单主要有两个部分，其中第一部分包含 1985 年版《中国药典》和 1981 年第三版《食物成分表》（野菜类除外）中同时列入的品种，第二部分包含乌梢蛇、蝮蛇和酸枣仁等 33 种物质。1988 年，卫生部食品卫生监督检验所详细公布了上述第一批第一部分包含的 29 种物质，共计 61 种物质（其中有 1 种重叠）。1991 年，卫监发〔1991〕第 54 号文公布了第二批既是食品又是药品品种名单，新增了麦芽、鲜白茅根和黄芥子等 8 种物质。1998 年，卫监发〔1998〕第 9 号文又公布了第三批既是食品又是药品品种名单，新增了蒲公英、淡竹叶和益智等 8 种物质，至此既是食品又是药品的名单包括八角茴香、乌梢蛇和蒲公英等共计 77 种物质。2002 年，卫法监发〔2002〕第 51 号文《卫生部关于进一步规范保健食品原料管理的通知》印发，新名单增加至 87 种。2019 年，国家卫生健康委员会、市场监督管理总局联合公布的《关于当归等 6 种新增按照传统既是食品又是中药材的物质公告》（2019 年第 8 号）新增了当归、山柰和西红花等 6 种物质。2023 年，国家卫生健康委员会、市场监督管理总局联合公布的《关于党参等 9 种新增按照传统既是食品又是中药材的物质公告》（2023 年第 9 号）中再次增加了党参、肉苁蓉和铁皮石斛等 9 种物质，至此，既是食品又是中药材的物质共计 102 种（见表 3–1）。

表 3–1　按照传统既是食品又是中药材的物质名录

序号	名称	序号	名称	序号	名称
1	丁香	3	刀豆	5	小蓟
2	八角茴香	4	小茴香	6	山药

续表

序号	名称	序号	名称	序号	名称
7	山楂	34	鸡内金	61	高良姜
8	马齿苋	35	麦芽	62	淡竹叶
9	乌梢蛇	36	昆布	63	淡豆豉
10	乌梅	37	枣(大枣、酸枣、黑枣)	64	菊花
11	木瓜	38	罗汉果	65	菊苣
12	火麻仁	39	郁李仁	66	黄芥子
13	代代花	40	金银花	67	黄精
14	玉竹	41	青果	68	紫苏
15	甘草	42	鱼腥草	69	紫苏籽
16	白芷	43	姜(生姜、干姜)	70	葛根
17	白果	44	枳椇子	71	黑芝麻
18	白扁豆	45	枸杞子	72	黑胡椒
19	白扁豆花	46	栀子	73	槐米
20	龙眼肉(桂圆肉)	47	砂仁	74	槐花
21	决明子	48	胖大海	75	蒲公英
22	百合	49	茯苓	76	蜂蜜
23	肉豆蔻	50	香橼	77	榧子
24	肉桂	51	香薷	78	酸枣仁
25	余甘子	52	桃仁	79	鲜毛白根
26	佛手	53	桑叶	80	鲜芦根
27	杏仁(甜、苦)	54	桑椹	81	蝮蛇
28	沙棘	55	桔红(橘红)	82	橘皮
29	牡蛎	56	桔梗	83	薄荷
30	芡实	57	益智仁	84	薏苡仁
31	花椒	58	荷叶	85	薤白
32	赤小豆	59	莱菔子	86	覆盆子
33	阿胶	60	莲子	87	藿香

续表

序号	名称	序号	名称	序号	名称
88	当归	93	荜茇	98	黄芪
89	山柰	94	党参	99	灵芝
90	西红花	95	肉苁蓉	100	山茱萸
91	草果	96	铁皮石斛	101	天麻
92	姜黄	97	西洋参	102	杜仲叶

（三）既是食品又是药品的物质名单修订意义

既是食品又是药品名单的修订，不仅丰富了我国药食理论，也传承和发展了中医药文化，对我国中医药产业的发展具有重要意义。当今社会医疗保障和社会养老问题突出，医学模式也由“治病医疗型”向“防病保健型”转变，且社会观念也随之变化，人们普遍接受通过锻炼健身和健康饮食来防治疾病的观念。党中央、国务院高度重视我国饮食养生文化发展以及药食理论和食药目录完善工作，2015 年，国务院颁布的第一个《中医药健康服务发展规划（2015—2020）》中，将“大力发展中医养生保健服务”作为重点任务之一，以发挥我国中医养生、治未病的优势。

此外，既是食品又是药品的物质名单修订，对社会安全食用药食同源中药材物质以及相关产品开发均具有重要的指导意义。随着大健康产业的兴起和发展，我国的健康饮料、保健茶点和膳食甜品等饮食产品也得以快速发展，药食同源物质因其富含蛋白质、维生素以及微量元素等，且具有营养和保健双重功效，成为饮食行业的新宠儿，如酸梅汤、红枣（大枣）桂圆枸杞茶、蓝莓山药等。此外，药食同源物质相关农副产品开发也是创造价值的重要方式，如山药，因其富含淀粉、环境适应能力强且生长周期短等特点，选育的优良新品种已在非洲国家大量栽培，成为当地重要的粮食作物之一。

（四）《按照传统既是食品又是中药材的物质目录管理规定》颁布

2021 年 11 月 10 日，国家卫生健康委员会颁布了《按照传统既是食品又是中药材的物质目录管理规定》，具体内容如下：

第一条　根据《中华人民共和国食品安全法》及其实施条例，为规范按照传统既是食品又是中药材的物质（以下简称“食药物质”）目录管理，制定本规定。

第二条　以保障食品安全和维护公众健康为宗旨，遵循依法、科学、公开的原则制定食药物质目录并适时更新。

第三条　食药物质是指传统作为食品，且列入《中华人民共和国药典》（以下简称《中国药典》）的物质。

第四条　国家卫生健康委会同市场监管总局制定、公布食药物质目录，对目录实施动态管理。

第五条　纳入食药物质目录的物质应当符合下列要求：

（1）有传统上作为食品食用的习惯；

（2）已经列入《中国药典》；

（3）安全性评估未发现食品安全问题；

（4）符合中药材资源保护、野生动植物保护、生态保护等相关法律法规规定。

第六条　省级卫生健康行政部门结合本辖区情况，向国家卫生健康委提出修订或增补食药物质目录的建议，同时提供下列材料：

（1）物质的基本信息（中文名、拉丁学名、所属科名、食用部位等）；

（2）传统作为食品的证明材料（证明已有30年以上作为食品食用的历史）；

（3）加工和食用方法等资料；

（4）安全性评估资料；

（5）执行的质量规格和食品安全指标。

第七条　安全性评估资料应符合以下要求：

（1）成分分析报告：包括主要成分和可能的有害成分监测结果及检测方法。

（2）卫生学检验报告：3批有代表性样品的污染物和微生物的检测结果及方法。

（3）毒理学评价报告：至少包括急性经口毒性试验、3项遗传毒性试验、90天经口毒性试验和致畸试验；其中，在古代医籍中有两部以上食疗本草记载无毒性、无服用禁忌（包括不宜久食）的品种，可以只提供本条第（1）、（2）项试验资料。

（4）药理作用的特殊针对性指标的试验资料，包括对主要药理成分的风险评估报告。

第八条　国家卫生健康委委托技术机构负责食药物质目录修订的技术审查等工作。委托的技术机构负责组织相关领域的专家，开展食药物质食品安全风险评估、社会稳定风险评估等工作，形成综合评估意见。市场监管部门根据工作需要，可指派专家参与开展食药物质食品安全风险评估、社会稳定风险评估工作。

根据工作需要，委托的技术机构可以组织专家现场调研、核查，也可以采取招标、委托等方式选择具有技术能力的单位承担相关研究论证工作。

第九条　国家卫生健康委对技术机构报送的综合评估意见进行审核，将符合本规定要求的物质纳入食药物质目录，会同市场监管总局予以公布。

公布的食药物质目录应当包括中文名、拉丁学名、所属科名、可食用部位等信息。

第十条　有下列情形之一的，应当研究修订目录：

（1）食品安全风险监测和监督管理中有新的科学证据表明存在食品安全问题；

（2）需要对食药物质的基本信息等进行调整；

（3）其他需要修订的情形。

委托的技术机构根据最新研究进展，可以向国家卫生健康委提出修订食药物质目录的建议和风险监测方案。

第十一条　对新纳入食药物质目录的物质，提出建议的省级卫生健康行政部门应当将其列入食品安全风险监测方案。根据风险监测和风险评估结果，适时提出制定或指定适用食品安全国家标准的建议。

第十二条　食品生产经营者使用食药物质应当符合国家法律、法规、食品安全标准和食药物质目录的相关规定，产品标签标识和经营中不得声称具有保健功能、不得涉及疾病预防治疗功能。

第十三条　本规定自发布之日起实施。

二、药食同源植物

（一）药食同源植物概述

药食同源植物也称药食两用植物或药食兼用植物，是指既能用作食品又能用作药品的植物，如八角茴香、马齿苋、小茴香、丁香、小蓟、刀豆、山药和山楂等。药食同源植物的食用范围由国家食品、卫生行政部门划定，药用范围需记载于《中华人民共和国药典》（以下简称《中国药典》）或其他相关中药材标准中。我国药食两用植物应用历史悠久，但迄今产业化发展还很落后，存在很大的盲目性，缺乏组织和引导。为了推进中药资源的合理种植与价格稳定，国家工业和信息化部现已建设国家基本药物中药原料资源动态监测和信息服务体系，最新的药食同源品种的国内总产量和需求量将在不久后公布。

（二）常见的药食同源植物

1. 罗汉果

罗汉果［*Siraitia grosvenorii*（Swingle）C. Jeffrey ex Lu et Z. Y. Zhang］为葫芦科罗汉果属多年生攀缘草本植物，主要食用部位为其干燥果实。作为桂林的土特产之一，罗汉果被国家批准为首批药食同源材料，具有清热润肺、滑肠通便的功效，用于肺热燥咳、咽痛失音、肠燥便秘等症。罗汉果主产于桂林市永福县和龙胜各族自治县等区域，我国90%的罗汉果均产自永福和龙胜两县。永福和龙胜两县被称为“罗汉果之乡”，种植历史悠久，其中永福县罗汉果种植历史已有300多年，而龙胜各族自治县罗汉果种植历史也有200多年。

2. 八角茴香

八角茴香（*Illicium verum* Hook. F.）为木兰科八角属乔木植物，俗称八角，原产自我国，主要分布于广西、云南、广东等省区。此外，八角茴香在一些东盟国家也有种植，如缅甸、泰国、越南、印度尼西亚等。八角茴香是我国特有的珍贵经济树种，是我国独具特色和优势的重要自然资源，是广西重要的药食同源植物，也是医药、香料、化工等产业的重要原料。八角茴香可理气止痛、温阳散寒，常用于胃寒呕吐、寒疝腹痛、肾虚腰痛、脘腹冷痛等症。我国八角茴香的栽培和资源利用已有1000多年的历史，其产量占世界总产量的90%以上，我国是世界上唯一能大规模生产并提供八角茴香资源的国家。广西八角茴香的种植面积和产量分别占全国的90%、全球的85%左右，素有“世界八角之乡”的美称。

3. 肉桂

肉桂（*Cinnamomum cassia* Presl）为樟科樟属植物，主要食用部位为其干燥树皮。肉桂既是著名的香料，也是名贵的中药，与人参、鹿茸并称为“参、茸、桂”。肉桂的应用历史有2000多年，已深深印入中华民族饮食、医药、文学等文化之中。肉桂的种植主要集中于中国、斯里兰卡、印度尼西亚、越南、马达加斯加、塞舌尔等国家。中国肉桂是我国的主栽品种，主产于广西、广东、云南等地。我国的肉桂种植面积约24万公顷，桂皮年产量约13万吨、桂油2000吨，其种植面积和年产量均居世界首位。我国肉桂产品出口亚洲以及欧美的40多个国家和地区，年贸易额超过4亿美元。

4. 橘子

橘子（*Citrus reticulata* Blanco）为芸香科柑橘属植物，主要食用部位为果实。橘子具有润肺生津、理气和胃的功效，常用于消渴、呃逆、胸膈结气等症。橘子的成熟果实可以直接生吃，也可以加工成各种果制品食用。橘皮晒干后可做成橘皮茶、橘皮酒、橘皮丁、橘皮果酱或者用于粥及菜肴中，可有效地补充人体维生素C，还可缓解晕车、治疗感冒咳嗽等。

橘子的食用禁忌主要有以下5点：

①忌食用太多。每天食用3个橘子就能满足人体一天的维生素C需求量。若食用过多，会导致维生素C摄入过量，体内代谢的草酸含量增多，增加患尿结石和肾

结石的风险。肾、肺、肠胃虚寒者应少吃，以免诱发腹痛、腰膝酸软等症状。此外，橘子性温，过多食用易上火，导致口舌生疮、口干舌燥、咽喉干痛等症。

②忌服药期间食用。橘子中含有丰富的维生素 C 和果酸，西柚中富含的呋喃香豆素可抑制人体内分解药物的酶活性，从而使得进入血液的药量倍增，导致本来是治病的药可能变成毒药，柑橘类水果与药物同食也会发生类似反应，因此在服用磺胺类药物、螺内酯、维生素 K 以及补钾药物期间，均应忌食橘子。

③忌鲜橘皮泡茶饮。市面上的新鲜橘子常会浸泡保鲜剂来进行保鲜，这类保鲜剂是化学制剂，虽然对橘子的果肉不存在影响，但是残留在橘皮上的保鲜剂一般无法被完全清洗干净，若将带有保鲜剂的新鲜橘皮泡水饮用将会有损健康。

④忌橘子与牛奶同食。若橘子与牛奶同食，橘子中的维生素 C 和果酸将易与牛奶中的蛋白质发生反应，在体内凝固成块，从而影响消化吸收，甚至引起腹胀、腹痛、腹泻等症状。食用橘子和牛奶的间隔时间应在 1 小时以上。

5. 龙眼

龙眼（*Dimocarpus longan* Lour.）为无患子科龙眼属植物，主要食用部位为果实。龙眼具有养血安神、补益心脾的功效，常用于治疗心悸怔忡、气血不足、血虚萎黄、健忘失眠等症。新鲜的龙眼果肉可以直接食用，也可晒干，用来泡茶、煲粥或煮糖水。龙眼含有丰富的蛋白质、多种维生素和矿物质，营养价值较高，适量食用（3 ～ 5 个）可健脾安神，安胎补血，调理女性内分泌，平衡激素分泌水平，预防子宫肌瘤、卵巢肿瘤、乳腺癌等。

龙眼的食用禁忌主要有以下 4 点：

①性热，过多食用易发生滞气，因此上火或有发炎症状时不宜食用；阴虚火旺、有痰或湿滞停饮者应忌食；当出现气壅胀满、舌苔厚腻、风寒感冒、肠滑便泻或消化不良时应忌食。

②龙眼干含有较高的天然糖分，故糖尿病患者应忌食。

③患有外科痈疽疔疮、痤疮、尿道炎、盆腔炎以及月经过多者也应忌食。

④龙眼宜鲜食，已变味的忌食。

6. 山楂

山楂（*Crataegus pinnatifida* Bunge）为蔷薇科山楂属植物，主要食用部分为果实。山楂具有行气散瘀、消食健胃等功效，常用于治疗肉食积滞、胃脘胀满、泻痢腹痛、疝气疼痛、心腹刺痛、瘀血经闭以及产后瘀阻等症。鲜山楂可生食、泡水喝、煮熟食用、榨果汁或做成山楂果酱、山楂糕等。

山楂的食用禁忌主要有以下 5 点：

①孕妇不宜食用山楂。山楂可活血化瘀，还可刺激子宫收缩，怀孕初期胎盘不牢，孕妇食用山楂可诱发流产。

②脾胃功能虚弱的人不可多食。山楂中富含的果酸对胃黏膜有刺激和收敛作用，故脾胃功能虚弱的人不可多食。

③儿童不宜多食。儿童的牙齿正在发育阶段，尤其是换牙期的儿童，山楂中除了果酸还含有发酸糖类，对牙齿有腐蚀作用，会影响儿童牙齿的生长。

④血脂、血压低的人不宜多食。山楂具有降血脂、降血压的作用，血脂、血压过低的人群多吃可能会影响到身体健康。

⑤空腹不宜食用山楂。空腹食用山楂时，山楂中的有机酸、果酸会促进胃酸猛增，刺激胃黏膜，导致胃发胀满、泛酸，故空腹食用山楂会增强饥饿感，且会加重原有的胃痛症状。

三、药食同源原料

（一）药食同源原料概述

药食同源原料是指既是食品又是药品的物质或原辅材料，可用来制造药食同源产品。常见的药食同源原料主要有如八角茴香、山药、木瓜、桂皮、蜂蜜等。

（二）常见的药食同源原料及其使用

1. 八角茴香

八角茴香为植物八角茴香（*Illicium verum* Hook. F.）的干燥成熟果实，是生活中常见的调味香料，可供药用和食用。八角茴香早在宋朝就已经入药，《本草蒙筌》记载其“味辛，气平。无毒”。后来发现在烹饪中加入它会使菜肴的味道更具风味，因此用于菜肴的烹煮，而后作为香辛料在中国使用了数百年。八角茴香增香提味，其作用为其他香料所不及，广泛应用于烧、煮、炸、卤及酱等烹调加工中，是调制卤汁的必备原料，同时也是加工五香粉的主要原料。

经现代医学研究发现，茴香油为八角茴香的主要成分，不仅是天然抗氧化剂，而且还能刺激胃肠神经血管，增加胃肠蠕动，促进消化液的分泌，具有健胃行气等功效。茴香油对大肠杆菌、金黄色葡萄球菌等一些致病菌也有很好的抑制作用，可减轻疼痛和缓解痉挛等。胃寒呃逆、心腹冷痛、小肠疝气痛、肾虚腰痛、脚气等患者都比较适宜食用八角茴香，而阴虚火旺、眼病患、糖尿病、更年期综合征、胃热便秘者等都应该尽量不食用含有八角茴香的菜肴。由于叶片、果皮和种子均含茴香油，因此八角茴香也被应用于啤酒、甜香酒以及化妆品等产品中。

2. 山药

山药为藤本植物薯蓣（*Dioscorea polystachya* Turcz.）的块茎，不仅有补肺、固肾、益精的作用，而且可用于骨折愈合、局部麻醉、降低胆固醇、治疗冠心病及糖尿病等。在食品工业上还用于加工浓缩汁、罐头、果脯饮料，用山药制成的淮山米粉为老少皆宜的营养品。山药在民间多作食用，深受人们的欢迎。山药还是保健药膳的常用原料，如山药粟米粥、白鸽山药汤、五香山药鸡、山药炖腰花、山药杜仲粥、山药糕、山药元宵等。

3. 木瓜

木瓜为木本植物木瓜［*Chaenmeles speciosa*（Sweet）Nakai.］的果实，主要作为水果食用。木瓜因含有丰富的木瓜酶，故在化妆品、食品领域应用广泛。木瓜富含微量元素、氨基酸、有机酸、维生素、皂苷、黄酮、胡萝卜素以及果胶等物质，具有抗菌消炎、祛风止痛、舒筋活络、软化血管、抗衰养颜、阻止亚硝酸胺合成以及防癌等功效，具有很高的营养和保健价值。

4. 桂皮

肉桂（*Cinnamomum cassia* Presl）为樟科樟属植物，肉桂的树皮为桂皮，常用作调味香料。桂皮具有理气止痛、温中散寒的功效，常用于治疗呕吐泄泻、寒疝腹痛、脘腹冷痛、寒湿痹痛、腰膝酸冷、跌打肿痛、创伤出血、瘀滞痛经、血痢和肠风等症。桂皮一般作为调味料食用，用于红烧排骨、啤酒鸭、桂皮山楂粥、黄芪桂皮鲈鱼汤、桂皮鲫鱼、桂皮大枣红豆汤等菜肴。

桂皮的食用禁忌主要有以下 3 点：

①尽量选择干燥质优的桂皮调味食用，且用量不宜太多。适量使用具有增香作用，但过量使用会遮盖菜肴本身的味道，且桂皮中的黄樟素是一种致癌物质，故使用时应适量，且不宜长期使用。

②桂皮性热，春夏季应忌食。

③除孕妇外，以下人群也不宜食用桂皮：内热较重、内火偏盛或阴虚火旺者，舌红无苔者，患有干燥综合征、更年期综合征者，患有出血性疾病者。

5. 蜂蜜

蜂蜜具有解毒、润燥、止痛和补中的功效。内服可治疗肠燥便秘、脘腹虚痛和肺燥干咳；外用可治疗水火烫伤、疮疡不敛。温水冲服，水温最好为 40 ～ 50 ℃，不能超过 60 ℃。

蜂蜜的食用禁忌主要有以下 5 点：

①蜂蜜不宜过量食用。长期过量食用蜂蜜易因糖分摄入过量而导致肥胖，严重时甚至会因肥胖而引发糖尿病等代谢问题。

②不宜空腹食用蜂蜜。长期空腹食用蜂蜜易导致胃酸过多，严重时可能会因胃酸过多而引发胃溃疡甚至胃穿孔等胃肠疾病。

③不宜睡前食用蜂蜜。晚上睡觉时体内血液浓度本身就比较高，食用蜂蜜易因血液过于浓稠而引发心血管问题。

④蜂蜜不能高温冲泡。蜂蜜中富含酶类等多种活性物质，高温冲泡会使这些活性物质失去活性而降低蜂蜜的营养价值。

⑤糖尿病患者、肝硬化患者以及周岁内婴儿不宜食用蜂蜜。

第四章　其他热门食品

一、新食品原料

（一）我国新食品原料的定义及其发展

2007年发布的《新资源食品卫生管理办法》（2009年修订为《新食品原料安全性审查管理办法》）对食品新资源的定义和范围规定为：食品新资源系指在我国新发现、新研制、新引进的无食用习惯或仅在个别地区有食用习惯的，且符合食品基本要求的物质。利用食品新资源开发生产的食品统称为新资源食品，其中包括了新资源食品原料以及生产的成品。《新资源食品卫生管理办法》第二条规定“本办法规定的新资源食品包括：（一）在我国无食用习惯的动物、植物和微生物；（二）从动物、植物、微生物中分离的在我国无食用习惯的食品原料；（三）在食品加工过程中使用的微生物新品种；（四）因采用新工艺生产导致原有成分或者结构发生改变的食品原料”。

2017年，《新食品原料安全性审查管理办法》（修改版）中对新食品原料重新进行规定，指的是在我国无传统食用习惯的以下物质：

①动物、植物和微生物。

②从动物、植物和微生物中分离的成分。

③原有结构发生改变的食品成分。

④其他新研制的食品原料。

按照以上新旧办法的相关定义以及范围，旧办法强调“三新”（新研制、新引进、新工艺），强调无食用习惯或在部分地区有食用习惯，强调食品原料及成品；而新办法强调无食用习惯，强调动物、植物、微生物及其提取物，强调食品原料。

（二）新食品原料分类

根据新食品原料的定义，我国《新资源食品管理办法》将新食品原料分为4类：

①在我国尚无食用习惯的动物、植物和微生物。

②从动物、植物、微生物中分离的，且在我国无食用习惯的食品原料。

③原有结构发生改变的食品成分。

④其他新研制的食品原料。

（三）新食品原料的申报与评估

新食品原料的申报需根据2013年国家卫生和计划生育委员会印发的《新食品原料申报与受理规定》中的相关规定进行申报，由申请人向国家卫生和计划生育委员会所属卫生监督中心申报新食品原料安全性评估材料。申报的新食品原料产品，经评估后可通过2种形式批准，一是属于新食品原料的可按照新食品原料审核批准公布；二是在我国有一定的食用历史，按照普通食品进行管理。

在我国，对已批准的新食品原料会以名单的形式进行公告。公告的内容包括新食品原料的名称（包括拉丁学名）、种属及来源、生物学特性、主要成分、可食用部位、生产工艺、使用量及范围、食用量和质量标准、适宜食用的人群等。微生物类的新食品原料的公告中需带菌株号。《中华人民共和国食品安全法》第四十四条规定，国家卫生行政部门应当自收到申请之日起六十日内组织对相关产品的安全性评估材料进行审查，对符合食品安全要求的，依法决定准予许可并予以公布。

（四）获批的新食品原料

在《新资源食品卫生管理办法》的指导下，2007年以前获批的新资源食品主要包含食品原料，如低聚木糖、蛹虫草子实体、海藻糖等，同时还包含大量终产品，如杨振华851口服液、天府可乐等。根据2007年修订的《新资源食品卫生管理办法》相关规定，2008年以来的新食品原料均以食品原料的形式公告。据统计，截至2024年2月29日我国经审核合格并批准公布的新食品原料共有155个。

与2007年的《新资源食品卫生管理办法》相比，2017年的《新食品原料安全性审查管理办法》(修改版）仍规定了四类新食品原料的定义，但删除了“在食品加工过程中使用的微生物新品种”，同时增加了“其他新研制的食品原料”一项。此外，《新食品原料安全性审查管理办法》(修改版）对传统使用习惯进行了定义，即“是指某种食品在省辖区域内有30年以上作为定型或者非定型包装食品生产经营的历史，并且未载入《中华人民共和国药典》”。新食品原料界定前提为“无传统食用习惯”的原料，此定义进一步明确指出了新食品原料和普通食品二者的区别。历年来经审核合格并批准公布的新食品原料详细名单见本章附录一（P36）。

（五）新食品原料典型代表

1. 玛咖

玛咖为十字花科（Brassicaceae）独行菜属（*Lepidium*）植物印加萝卜（*Lepidium meyenii* Walp.）的块根，是一种纯天然食品。玛咖含有丰富的营养成分，被称为“南美人参”。玛咖原产于南美洲，主要分布于南美安第斯山脉，在秘鲁中部和南部有人工种植，在我国云南的玉龙雪山地区也有较大面积的适种土地。此外，在新疆和西藏等地区有少量种植。对玛咖干品的营养成分进行分析，发现其蛋白质含量较高（> 10%），与小麦和稻米的蛋白质含量相近；糖类含量达 74.8%，其中膳食纤维为 21.3%；维生素含量较高，其中维生素 B 含量为 60.32 μg/100 g、维生素 B_{12} 为 0.8 μg/100 g，泛酸为 2.69 μg/100 g，叶酸为 33.8 μg/100 g，胆碱为 32.79 mg/100 g；矿物质含量高达 4.3%，其中钙、磷、钾、铁明显高于根茎类、谷类作物；脂肪和脂肪酸的含量偏低（约为 1.54%）。玛咖的活性成分为玛卡酰胺和玛卡烯，含量分别为 0.6‰～ 5.2‰和 0.9‰～ 4.5‰，食用玛咖对平衡人体激素的分泌具有一定作用。

2. 人参

人参为五加科（Araliaceae）人参属（*Panax*）植物人参（*Panax ginseng* C. A. Mey.）的肉质根，是一味营养价值高、养生功效多的名贵滋补药材，被称为“百草之王”。《神农本草经》将人参列为上品，载其“主补五脏，安精神，定魂魄，止惊悸，除邪气，明目，开心益智。久服，轻身延年”。人参中含有多种甾醇（如豆甾醇、谷甾醇和菜油甾醇等）和皂苷（如人参皂苷和胡萝卜苷等），能起到促进身体发育及调节身体代谢的功能。人参中含有多种维生素类营养成分，如维生素 B_1、维生素 B_2、维生素 B_{12}、维生素 C、叶酸、泛酸、烟酸等，能提供人体必需的有机化合物。此外，人参中还含有多种酶（如天冬氨酸酶、腺苷转化酶、淀粉酶等）、糖类（如单糖、低聚糖、多糖等）、有机酸（如人参酸、柠檬酸、油酸等）、酯类（如甘油三酯、糖基甘油二酯等）和微量元素（如铁、锗等）。人参具有补益脾肺、安神益智、大补元气、改善心肌功能、降血糖、抗肿瘤、抗衰老等功效。

3. 辣木

辣木（*Moringa oleifera* Lam.）为辣木科（Moringineae）辣木属（*Moringa*）植物，又称鼓槌树。目前，较常食用的品种有印度传统辣木（*Moringa oleifera*）、印度改良种辣木 PKM 1 和非洲辣木（*Moringa stenopetala*）。辣木原产于印度北部，现在我国也有大量种植。辣木叶及种仁中的蛋白质含量为牛奶的 4 倍；氨基酸在辣木中总量达到 20.49%，种类达到 17 种，其中谷氨酸含量最高，占总氨基酸含量的 14.52%。辣木叶含有丰富的维生素，特别是维生素 A 和 B_6，其次维生素 C、维生素 E、叶酸、泛酸和生物素含量也较高。此外，辣木还含有多种无机元素，其中钙、钾、磷、硫、镁的含量较高。

二、功能性食品

（一）功能性食品的定义

功能性食品指具有特定营养保健功能的一类食品，即具有调节机体功能且不以治疗为目的，适宜于特定人群食用的食品。功能性食品主要包括：增强免疫力和激活淋巴系统等增强体质类的食品；防止高血压、冠心病以及糖尿病等预防疾病类的食品；控制胆固醇、调节造血功能、防止血小板凝集等维持健康类的食品；调节神经中枢、神经末梢的摄取与吸收功能等调节身体节律类的食品，以及延缓衰老类的食品。

（二）功能性食品的要求

功能性食品需满足以下 4 点要求：

①无毒无害，且符合应有的营养要求。

②必须经过科学验证肯定其具有具体且明确的功能，同时其功能不能取代人体正常的膳食摄入和对各类必需营养素的要求。

③为需要调整某方面机体功能的特定人群而研制生产。

④功能性食品不以治疗为目的，不能取代药物对患者的治疗作用。

（三）功能性食品分类

1. 按消费对象分类

（1）日常功能性食品

日常功能性食品是根据不同生理特点和营养需求的健康消费群体（如婴儿、学生和老年人等）设计的，旨在促进生长发育或维持活力和精力，强调其成分的身体防御功能以及调节身体节律的功效。常见的日常功能性食品主要有奶粉、牛奶、钙片等。

（2）特种功能性食品

特种功能性食品主要针对某些特殊消费群体，如心脏病患者、糖尿病患者或肥胖人群，强调其预防疾病和促进健康等调节功效。常见的特种功能性食品主要有抗肿瘤食品、糖尿病患者专用食品、减肥功能性食品等。

2. 按科技含量分类

（1）强化食品（第一代产品）

强化食品是根据不同人群的营养需求对营养素进行针对性添加的一类食品，如各类强化食品和滋补食品（如高钙奶、益智奶、蜂产品、乌骨鸡、鳖精、螺旋藻等）。

（2）初级产品（第二代产品）

初级产品指要求经过动物及人体实验，经证实具有某种生理功能的一类食品，如太太口服液、脑黄金、三株口服液、恒宁固之宝等。

（3）高级产品（第三代产品）

高级产品是在初级产品的基础上，要求进一步查清具有该种生理功能的功效成分，以及该成分的结构、含量、作用机理以及在食品中的稳定性和配伍性。常见的高级产品主要有大豆异黄酮、多糖、辅酶 Q_{10}、鱼油、纳豆等。

（四）功能性食品与药品的区别

①功能性食品虽然具有保健功能，但是不以治疗为目的，无法取代药物对疾病的治疗作用。

②功能性食品需达到现代毒理学上的基本无毒或无毒水平，在正常摄入范围内不能带来任何毒副作用，而药品则允许存在一定程度的毒副作用。

③功能性食品使用时不需要医生的处方，不限制使用剂量，可按机体的正常需要摄取；而药品需按医嘱服用，不可自行随意增减剂量。

三、医用食品

（一）医用食品的定义

医用食品是特殊医学用途配方食品的简称，是除药品、保健品和普通食品外的一类具有特殊食物用途的食品，适用于需要特殊食物管理的人群，需在医生等专业人员的指导下服用。

（二）医用食品的三要素

美国食品药品监督管理局提出，医用食品需满足以下 3 个要素：

①满足特殊营养需要。

②需在医生等专业人员的指导下服用。

③适用对象为需要特殊食物管理的人群。

（三）医用食品的发展现状

1. 医用食品的国外发展现状

1957 年，美国食品药品监督管理局批准了用于治疗苯丙酮尿症婴儿的膳食治疗药物，这是世界上首个真正意义上的医用食品。1973 年，第一款成人全营养配方食品问世。1988 年，第一款成人疾病配方食品问世；同年，美国首次在《孤儿药法案》中对医用食品进行明确定义，美国食品药品监督管理局首次提出了医用食品的生产和监管指导原则，其中包括生产、抽样、检验和判定等内容。1999 年，欧盟颁布了医用食品标准；在 2001 年，又颁布了可用于特殊营养目的食品中的可添加物质名单，该名单规定了可使用在医用食品中的营养物质，并且要求拟添加在医用食品中的新成分或新原料需获得欧盟食品安全局的批准。对于医用食品上市前的审批，不同成员国根据欧盟颁布的标准制定了适用于本国的相应标准、规定或管理政策。如西班牙、荷兰等国的医用食品上市前需到相关政府部门进行备案，德国、法国、波兰等国则要求申请的企业提供相关资料进行技术审评，对产品的安全性及有效性等相关内容进行审查。2012 年，澳大利亚和新西兰食品法规委员会发布了关于医用食品标准的评估报告终稿。20 世纪 70 年代以来，医用食品在美国、欧洲、新西兰、加拿大等发达国家和地区得到了普遍应用；21 世纪后，医用食品在医学界的关注度持续攀升，全球医用食品产业高速发展。

2. 医用食品的国内发展现状

医用食品在我国起步较晚，20 世纪 70 年代以药品的形式正式进入国内市场，在之后相当长的一段时间内，一直按照药品进行注册管理，直至 2010 年我国才制定相关食品安全标准。目前，我国医用食品市场被外资企业产品垄断，相关产品主要依靠国家卫生健康委员会卫生健康监督中心组织专家论证评审后进口，占据我国市场 90% 的份额。

20 世纪 70 年代，我国临床医学将医用食品以肠内营养制剂形式引入中国，而后在国内市场应用了近 40 年。2002 年，中华医学会在第一次肠内营养制剂分类研讨会上首次对医用食品进行分类。2006 年，中华医学会肠外肠内营养学分会发布了《肠外肠内营养学临床系列》，制定了系统性的肠外肠内营养应用指导方案。2010 年，我国发布了国家产品标准《食品安全国家标准　特殊医学用途婴儿配方食品通则》（GB 25596—2010），对 1 岁以内婴幼儿的医用食品做出规定。2012 年，卫生部根据《中华人民共和国食品安全法》及其实施条例的规定，组织编写了《食品安全国家标准　特殊医学用途配方食品通则（征求意见稿）》；2013 年，发布了国家产品标准《食品安全国家标准　特殊医学用途配方食品通则》（GB 29922—2013）和国家生产规范标准《食品安全国家标准　特殊医学用途配方食品良好生产规范》（GB 29923—2013）。2015 年，我国重新修订的《中华人民共和国食品安全法》首次明确将医用食品纳入食品规范管理，与保健食品和婴幼儿配方食品统称为特殊食品。随后，相关部门陆续发布了《特殊医学用途配方食品注册管理办法》及 6 个配套文件的注册管理体系。2024 年，国家市场监督管理总局修订的新版《特殊医学用途配方食品注册管理办法》已于 2024 年 1 月 1 日开始实施。

（四）医用食品的分类

医用食品是配方产品，成分比较明确，主要成分包括全蛋白、短肽、氨基酸、糖类和脂肪等，配方中还加入了维生素和矿物质等。全蛋白主要包括乳清蛋白、大豆蛋白、酪蛋白和胶原蛋白肽等；糖类主要是淀粉及其水解产物，如麦芽糖、葡萄糖、果糖等；脂肪主要来源于植物油，其中部分产品还加入中链甘油三酯或食物纤维，但医用食品通常不含乳糖。按提供营养素是否全面可将医用食品分为全营养特殊医学用途配方食品、非全营养特殊医学用途配方食品以及特定全营养特殊医学用途配方食品 3 类。

1. 全营养特殊医学用途配方食品

全营养特殊医学用途配方食品的成分配比参考《食品安全国家标准　特殊医学用途婴儿配方食品通则》（GB 25596—2010）、《食品安全国家标准　幼儿配方食品》（GB 10767—2021）、膳食营养素参考摄入量以及欧盟特殊医学用途配方食品标准。以该产品作为长期单一营养来源使用时，可满足患者的每日营养需求，不会发生营养素缺乏现象，可在维持健康的同时提高免疫力，有助于患者恢复健康。

2. 非全营养特殊医学用途配方食品

非全营养特殊医学用途配方食品仅能满足患者的部分营养需求，若长期作为单一营养来源使用会造成患者营养不良，因此使用时需配合其他营养措施或普通食品，不可作为单一营养来源长期使用。

3. 特定全营养特殊医学用途配方食品

特定全营养特殊医学用途配方食品是在全营养特殊医学用途配方食品的基础上，根据患者所患疾病或医学状况对食物的特殊需求，适当调整部分营养素，以满足患者的营养需求。其主要针对代谢障碍、脏器功能不全或衰竭以及对某类营养素需求增加或限制等一些特殊患者群体。特定全营养特殊医学用途配方食品可当作单一营养来源，能满足目标患者群体的每日营养需求，也能满足患者因某种疾病或状况而产生的对某些特定营养素或日常食物的特殊要求，如苯丙酮酸尿症患者需使用不含或含量极微的苯丙氨酸医用食品。

（五）医用食品的应用

医用食品适用于胃肠功能尚可但需要特殊食物管理的患者人群，如昏迷无意识或无进食能力类患者，咀嚼或吞咽受阻类患者，消化系统疾病稳定期能进行肠内营养类患者（如炎性肠病、短肠综合征患者），高分解代谢类患者（如严重感染、大面积灼伤患者），慢性消耗性疾病类患者（如结核、肿瘤患者）。需针对患者的年龄、所患疾病或其他特殊需求选用合适的医用食品种类。

1. 全营养特殊医学用途配方食品与临床营养治疗

全营养特殊医学用途配方食品具有改善患者营养状况、纠正负氮平衡、增强患者抵抗力的功效。全营养特殊医学用途配方食品的使用对象为无代谢障碍和具有正常胃肠功能的患者人群，特别是进食量较少的患者或是普通饮食无法满足其营养需求的患者。此外，全营养特殊医学用途配方食品还适用于需进行外科手术的患者，术前使用可保持足够的营养储备，并增加对手术和麻醉的耐受力；术后使用则有利于减少感染或其他并发症，并促进手术创口愈合。全营养特殊医学用途配方食品可长期作为唯一肠内营养来源，能维持患者机体所需营养，促进患者恢复健康。

2. 特定全营养特殊医学用途配方食品与临床营养治疗

目前，国产的特定全营养特殊医学用途配方食品主要类型包括：肿瘤型、糖尿病型、肾病型、肝病型、肺病型、骨质疏松型等。此外，还包括针对孕妇或肥胖人群的医用食品。特定全营养特殊医学用途配方食品可作为患者的单一营养来源，既能满足患者的营养需求，还能减轻患者代谢负担，促进患者恢复健康。

（六）功能性医用食品的发展

功能性医用食品指具有调节生理活动功能、营养功能和感觉功能的医用食品。功能性医用食品研究与开发是多学科、多领域不断交叉融合的产物，与现代纯营养素类医用食品相比作用更为全面，将成为医用食品的最新发展方向。功能性医用食品主要包括以下 5 类：

①增强体质类，如增强免疫力、激活淋巴系统等方面的食品。

②预防疾病类，如预防糖尿病、高血压、冠心病等疾病的食品。

③恢复健康类，如调节造血功能、控制胆固醇等方面的食品。

④调节身体节律类，如调节神经末梢和神经中枢、摄取与吸收功能等方面的食品。

⑤延缓衰老类，如富含抗氧化、抗老化、可排毒养颜的食品。

四、膳食补充剂

（一）膳食补充剂的定义

膳食补充剂适用于特殊疾病或特殊生理状态（糖尿病、肾病、肝病等）人群，临床上常用于营养治疗，即依据特定疾病的病理生理变化，对其中的部分营养素进行适当调整，从而有针对性地适应不同疾病的特异性代谢状态，能更好地起到营养支持作用。例如，糖尿病患者由于遗传因素、内分泌功能紊乱等原因引发糖、蛋白质、脂肪、水和电解质等一系列代谢紊乱，在此特殊生理状态下，糖尿病特定膳食补充剂调整了宏量营养素的比例和钠的含量，要求在低血糖生成指数的前提下，为患者提供全面而均衡的营养支持。

赵丹宇在《美国膳食补充剂健康与教育法（DSHEA 1994）简介》中指出《美国膳食补充剂健康与教育法》将膳食补充剂的正式定义用以下 5 点基本要求进行说明：

①一种旨在补充膳食的产品（而非烟草），它可能含有一种或多种以下膳食成分：一种维生素、一种矿物质、一种草本（草药）或其他植物、一种氨基酸、一种用以增加每日总摄入量来补充膳食的食物成分，或以上成分的一种浓缩品、代谢物、成分、提取物或组合产品等。

②产品形式可为丸剂、胶囊、片剂或液体状。

③不能代替普通食物或作为膳食的唯一品种。

④标识为“膳食补充剂”。

⑤一种得到批准的新药、一种得到发证的抗生素或一种得到许可的生物制剂，如在其分别得到批准、发证、许可前已作为膳食补充剂或食品上市的产品（美国卫生与人类事务部 SHHS 豁免该条款的情况除外）。

（二）膳食补充剂的分类

1. 按成分进行分类

膳食补充剂按成分可分为维生素、矿物质、氨基酸、草药、植物提取物、酶制剂、益生素（益生菌和益生元）等。

2. 按功能进行分类

膳食补充剂按功能可分为两大类：保养型膳食补充剂、治疗型膳食补充剂。保养型膳食补充剂用于追求最佳的健康状态，而治疗型膳食补充剂则是用于改变或改善某些特定的身体状况。

（三）膳食补充剂使用的三大基本原则

1. 尽量从天然食物中获取营养

长期的自然选择让天然食物更适合人体的需求。许多营养素需要酶、矿物质以及一些辅助因子才能被人体很好地吸收，而在膳食补充剂中往往缺乏这些具有协同作用的化合物，但这些物质存在于天然食物中。食物成分结构和配比的精妙程度让人难以想象，一种成分可能促进另一种成分的吸收，也可能抑制其他成分的活性，这些成分的相互作用使得天然食物比膳食补充剂要有效得多。例如，吃花椰菜可降低人体自由基的水平，而将花椰菜中各种营养物质分离出来，合成膳食补充剂服用却达不到相同的效果。

2. 选择正确形式的膳食补充剂

人体对不同形式的营养素有着不同的吸收率，选择正确形式的营养素能够保证食用的有效性和安全性。此外，有些形式的营养素对人体会有害处。例如，左旋蛋氨酸锌、肌肽锌、甘氨酸锌都是人体容易吸收的锌的化合物形式，而氧化锌在人体中却难以被吸收，天冬氨酸锌甚至具有神经毒性。维生素 K_2 有 MK-4、MK-7 等结构形式，其中 MK-4 的半衰期很短，仅有一个小时，所以不太容易被人体利用；而 MK-7 的半衰期有 3 天，因此人体有更多的机会利用它，更适用于人体。

营养素的形式繁多，让人眼花缭乱。为了让选择变得简单，我们可以掌握一个原则：选择天然食物中存在的营养素形式。这是因为工业制造的营养素往往和自然存在的营养素有着截然不同的生化反应。比如叶酸，人造叶酸虽然也能够预防婴儿神经管缺陷，但是一些研究表明，人造叶酸会增加患癌症的风险，而天然叶酸不会有这样的效应。综合维生素里用的基本是人造叶酸。再比如，由反刍动物产生的反式脂肪酸对健康有益，而生产精炼植物油过程中产生的反式脂肪酸却对人体有害。因此，选择食物中自然存在的营养素形式往往是最简单而明智的做法。

3. 认真挑选膳食补充剂

膳食补充剂行业还很不规范，作为消费者，我们购买膳食补充剂时需特别注意以下 6 点：

①用常识判断，不要去买那些有“神药”般健康功效的产品。

②尽量买成分单一的产品，避免那些未标明各种成分比例的混合剂。

③尽量购买填充剂少的产品，选择粉剂或胶囊，避免压片的制剂。

④以“品牌名 +『fraud』或『FOD』”为主题进行网络搜索，可查看该生产厂商有没有出过问题。

⑤对于声称有临床试验支撑的产品，可上 PubMed 网站搜索商品名核查。

⑥有第三方检测报告的膳食补充剂往往更值得信赖，这些第三方检测机构包括 Consumer Labs、NSF International、USP Dietary Supplement Verification Program、Informed Choice Verification、Banned Substances Control Group 等。

（四）常见的膳食补充剂

1. 维生素 C

当今社会，维生素 C 缺乏症非常普遍。如果存在慢性感染和炎症的问题，身体对维生素 C 的需求量会增加，此时可服用脂质体维生素 C 进行补充。

2. 维生素 D

维生素 D 是一种重要的维生素，能促进肠道对钙和磷酸盐的吸收，从而防止骨质疏松。维生素 D 对调节细胞生长、维持神经系统和免疫系统的正常运行起着非常重要的作用。我国 50% 以上的人群缺乏维生素 D，而缺乏维生素 D 和一系列的疾病有关，如心脏病、癌症、自身免疫性疾病、哮喘、炎症性肠病、肠易激综合征等，可服用膳食补充剂维生素 D_3 来补充维生素 D。

3. 维生素 K_2

维生素 K_2 能保持骨骼健康和预防心脑血管疾病。纳豆、发酵蔬菜和来自草饲牛的奶酪可提供足量的维生素 K_2，还可通过服用 MK–7 膳食补充剂进行补充。

4. 镁

对人体来说，镁是非常重要的元素，超过 300 种已知的酶促反应都需要镁的参与，其中包括许多控制重要神经递质和提供细胞能量的反应。镁的缺乏会引起各种症状，如慢性疲劳、记忆力减退、便秘和肌肉酸痛等。食物中镁的含量取决于种植的土地。然而，由于现代农业的不当操作，土壤中的镁大量流失，使得我们很难通过日常食物的摄入来获得足够的镁。对此我们可服用甘氨酸镁、苹果酸镁等膳食补充剂来补充镁。

5. 益生菌

益生菌能维持人体肠道菌群的平衡，并影响我们的大脑功能。对于正常人而言，最廉价有效的益生菌来源是发酵食品，如泡菜、开菲尔酸奶、康普茶。对于存在严重肠道紊乱的人而言，益生菌的补充常常是必要的，但需要谨慎使用，因为不同的人需要的益生菌种类往往不同，不合适的益生菌种类可能会加重症状。对于存在严重免疫缺陷的人而言，补充益生菌存在感染的风险。

（五）需谨慎使用的膳食补充剂

1. 钙

常常听到人说，补钙可以防止骨质疏松。但事实上，新的研究表明钙补充剂不仅不会降低老年人骨质疏松的比例，反而会增加髋关节骨折的风险。膳食中的钙就足以维持人体健康，补充钙片反而会增加患心血管疾病的风险。

2. 铁

对健康人而言，通过吃牛肉等食物足以摄入满足人体需求的铁。过量的铁会造成铁中毒，有可能导致凝血功能障碍或代谢性酸中毒等。若肝脏中铁过量可引起肝纤维化和肝癌；脑部沉积过量铁会造成中枢神经系统疾患，如老年痴呆；铁储备过多会增加患心血管疾病的危险。研究发现，铁过量与动脉粥样硬化、冠心病、高血压和心肌梗死等心血管疾病显著相关；铁过量也可引起内分泌器官功能损害，导致糖尿病、性功能减退等。

3. β－胡萝卜素

β－胡萝卜素可转化为视黄醇（具有活性的维生素 A 形式），然而它也能转化为许多可能有害的物质，其中一些物质会引起氧化性损伤并干扰维生素 A 的代谢。

五、疗效食品

（一）疗效食品的定义

疗效食品是指医学上异常状态的患者所需的特殊食品，食品中含有特殊的组成成分，能满足患者特殊的病理、生理需要和营养需求。

（二）疗效食品的分类

疗效食品分为两类：一类是传统的对身体有补益作用的食品，如蜂蜜、蜂王浆、药酒等；另一类是根据机体需要和病情需要而特制的食品，如低蛋白食品、低热量食品、低钠食品等。根据作用的不同，疗效食品又分为肾脏疗效食品、糖尿病疗效食品、肥胖病疗效食品、肝病疗效食品、胆病疗效食品等。

（三）常见的疗效食品

1. 大豆

大豆可用于防治贫血、糖尿病、抗癌以及延缓衰老，具有利尿、解毒、活血、祛风等功效，且对心脑血管疾病有一定的治疗作用。大豆富含脂肪，大豆油中亚油酸含量高，富含维生素 E 和磷脂等，具有保肾健脾、调中下气等功效；大豆中蛋白质含量高，富含人体所需的八种必需氨基酸且不含胆固醇，是补充蛋白质的优质食物；大豆含有异黄酮素，异黄酮素能够补充雌激素，且有抗氧化效果，补充异黄酮素对女性健康有很好的促进作用；大豆中的皂角苷不仅能减少人体内胆固醇的合成，还能阻止氧化脂质的产生，有助于老年人预防动脉硬化及高血压、冠心病等。

2. 复方苦荞双降粉

采用苦荞营养粉、苦荞和苦荞颗粒粉为食品原料制作出的复方苦荞双降粉，营养丰富，具有降血糖、降血脂作用，对糖尿病具有较好的疗效。目前，世界上以甜荞麦栽培最广，我国东北、西北、华北等地皆以甜荞麦栽培为主，西南山区则以苦荞麦种植较多。甜荞麦粉为灰白色，熟食面条为褐黑色，而苦荞麦粉为黄绿色，熟食面条呈金黄淡绿色，稍有苦味。以上这两类荞麦，由于品种不同，其有效成分也不一样，购买时需加以鉴别。

3. 酒酿

酒酿又名江米酒、醪糟，是糯米糖化后发酵而成的食品，含有蛋白质、糊精、葡萄糖酸钙、酵母、醋酸、维生素 E 以及少量酒精等成分，是一种滋补性营养食品。经常食用酒酿不仅能促进营养摄取，还能促进血液循环、增进食欲、增强体质。

4. 蔬菜

（1）抗癌疗效蔬菜及产品

①含有 β－胡萝卜素的蔬菜。β－胡萝卜素是绿色蔬菜、黄色蔬菜中的天然色素，也是一种具有抗癌疗效的维生素，能为人体抵御多种疾病，延年益寿。β－胡萝卜素进入人体后就能转化成维生素 A，且没有副作用，但直接过量地服用维生素 A 却对人体有害。动物源食品含维生素 A 较多，但它们的胆固醇含量也较高。因此，β－胡萝卜素是比较安全的抗癌物质。胡萝卜、甘薯、绿叶蔬菜、杏仁、香瓜及南瓜都含有丰富的 β－胡萝卜素。据营养学家计算，成人每天吃 150 克胡萝卜就可满足人体对 β－胡萝卜素的需求，而吃番茄要 1.3 千克才能满足。

②大蒜食品。大蒜有极强的抗菌能力，所含的大蒜素可进入结核分枝杆菌的脂质，抑制其繁殖，又可治咳嗽，进入肠胃促进蛋白质消化，治疗便秘及痢疾，还有助于人体吸收维生素，对神经痛、肌肉酸痛、肩膀酸痛等症也有很好的疗效，还有帮助消除疲劳等作用。大蒜还具有抗癌功能，大蒜中含有乙烷硫代磺酸乙酯和二烯丙三硫等生物碱，能抑制肉毒梭状杆菌的代谢，从而阻断亚硝酸盐类在胃部的形成和积累，预防胃癌的发生。此外，大蒜中还富含硒，硒元素作为一种抗氧化剂，具有加速体内过氧化物分解的作用，能有效阻断分子氧的供给，从而发挥抗癌作用。目前国内外研制的大蒜产品有大蒜蔬菜汁（或果汁）饮料、人参大蒜枸杞滋补饮料、大蒜枸杞饮料、大蒜原汁酒以及大蒜保健酒等。

③蘑菇食品及产品。蘑菇食品含有多糖及多肽类抗癌物质，可利用蘑菇辅助治疗癌症。家庭食用蘑菇可煮成蘑菇汤和蘑菇粥；医药上可用干蘑菇末制成蘑菇散，

用糖开水送服。

（2）降血压、降血糖等疗效蔬菜及产品

①洋葱浸膏及制剂。洋葱浸膏及制剂是将洋葱鳞茎压榨、浓缩成浸膏，或把洋葱浸膏包接在环糊精上，得到洋葱浸膏的包接化合物，然后将浸膏或浸膏的包结化合物做成所要求的片剂、颗粒等。此类产品已去除洋葱原有的刺激性气味，更有利于食用。食用洋葱的鳞茎对人们的大脑、神经、眼睛都有好处，对高血压、动脉硬化、血栓病和糖尿病等疾病具有显著的辅助作用，还能滋补身体和增强体魄。

②南瓜糖尿灵。南瓜糖尿灵是用南瓜等天然原料制成的治疗糖尿病的冲剂，这种以南瓜粉为原料、带有甜味的淡黄色粉末冲剂对一般糖尿病患者有明显的疗效，可作为辅助治疗药物。南瓜具有降血糖功能可能与其含有丰富的果胶和微量元素钴有关，果胶可延缓肠道对糖和脂质的吸收，钴是胰岛细胞合成胰岛素所必需的微量元素。南瓜含有丰富的膳食纤维、维生素及钙、钾、镁等矿物质，糖分含量为3%～15%（视品种和成熟度而异），是低能量、高纤维、多维生素和矿物质的健康食品，糖尿病患者可适量食用。

③苦瓜食品。苦瓜含苦瓜苷、苦瓜多肽、半乳糖醛酸、果胶矿物质和维生素等成分，它的维生素C含量高（1千克苦瓜中含420毫克维生素C），具有调节体内代谢、增强免疫力、助消化等功能。苦瓜做菜食用，可防中暑、热渴、痢疾、目痛等症，也可外敷治疗疮疖等。近年来研究显示苦瓜中含有蛋白质、多糖、黄酮类、三萜类、皂苷类、类固醇和生物碱类等多种营养成分，表明苦瓜具有抗氧化、抗菌、降血脂、降血压、抗病毒、抗炎、抗肿瘤、抗溃疡、抗癌和调节免疫力等生理作用，其中苦瓜多肽降血糖活性显著，有“植物胰岛素”之称。

④人造黄油。人造黄油由80%精制植物油、18%牛奶、2%乳化剂等组成，所以胆固醇含量低，最适宜心血管疾病和高血压患者食用。健康人群经常食用人造黄油也可预防这两种疾病。蔬菜植物中能制取人造黄油的首先要数黄秋葵，因为黄秋葵的种子油非常适宜做食用脂肪，其非饱和脂肪酸、亚麻仁油酸和甘油三酯含量高达70%，这类油脂能快速凝成固态，便于制作人造黄油。

（3）提神疗效蔬菜

大蒜、韭菜、洋葱、葱等蔬菜具有独特的气味，这种气味来源于含硫的丙烯基化合物，具有强烈的刺激性，它能提高维生素B在消化器官内的结合和吸收效果，促使维生素B在人体内停留的时间延长，对消除疲劳十分有利，特别是能促进体内血液循环，增进新陈代谢，所以有提神的效果，可作为夏季的疲劳消除剂。作疲劳消除剂食用时，这类蔬菜可用煮熟、捣碎、油炒细末、冷冻细末、用能吸附气味的鸡蛋拌葱蒜糊（膏）等方法制成高质量的食品。

六、保健食品

（一）保健食品的定义

保健食品是指具有特定保健功能或者以补充营养物质（维生素、矿物质）为目的的食品，即适宜特定人群食用，具有调节机体功能，但不以治疗疾病为目的，并且对人体不产生任何急性、亚急性或慢性危害的食品。

（二）保健食品与保健品的区别

1. 种类不同

保健食品是一种特殊食品，具有一般食品的共性，同时还能调节人体的机能，适宜特定人群食用，但不以治疗疾病为目的。而保健品没有明确的法律定义，一般是对人体有保健功效产品的泛称。

2. 法律定义不同

保健食品有法律定义，保健品没有。保健食品的产品属性是食品，它的申报过程要求有明确的科学实验证据来证明其具有的保健功能。保健品并没有明确的法律定义，一般只要是号称对人体有保健功效的东西，都能被称为保健品。

3. 法律监管依据不同

保健食品有法律监管依据，保健品没有。在我国，保健食品必须经国家审批，取得批准文号后才可上市售卖，受《中华人民共和国食品安全法》《保健食品注册与备案管理办法》等法律法规的约束，其功能范围以及广告宣传都有严格的限制，而目前的保健品市场却鱼龙混杂，打着保健旗号的产品层出不穷，由于缺乏统一的法规约束，其保健功能的科学性及有效性很难保证。

（三）保健食品与一般食品、药品的区别

1. 保健食品与一般食品的区别

食品是指供人类食用的天然原料或加工产品，以及按照传统既是食品又是药品的物质，但是不包括以治疗为目的的物质，可满足营养、健康、文化或享用需要。保健食品不同于一般食品的是它强调预防疾病、增强抵抗力、促进康复以及美容等特定调节机体功能的作用，具有特定的功效。保健食品适用于特定人群，而一般食品对食用人群无限制范围。

2. 保健食品与药品的区别

保健食品只能对人体起到调节或补充营养的作用，并不能直接用于治疗疾病，而药品则直接用于治疗疾病。

（四）保健食品的剂型

保健食品是经过一定的生产加工工艺制成的工业制品，且必须是服用后由胃肠道消化系统吸收的一类特殊食品，其主要剂型有粉剂、片剂、丸剂、茶剂、酒剂、颗粒剂、膏剂、软胶囊剂、硬胶囊剂、口服液、饮料、饼干类、糕点类、糖果类、液体乳类、原料提取物、复配营养素及其他类别。

（五）保健食品的功效成分

保健食品的功效成分是指能通过激活酶的活性或其他途径，调节人体机能的物质，主要包括以下 7 类：

①功能性碳水化合物类，如多糖类、多元醇糖类、低聚糖类等。

②功能性油脂（脂肪酸）类，如共轭亚油酸、大豆磷脂、胆碱等。

③氨基酸、肽和蛋白质类，如牛磺酸、谷胱甘肽、胶原蛋白等。

④维生素类，如维生素 A、维生素 C、维生素 E 等。

⑤矿物质类，如钙、硒、锌等。

⑥真菌、活性菌或藻类，如红曲霉、聚乳酸菌、盐藻等。

⑦植物活性成分类，如蒜素、儿茶素、银杏黄酮等。

（六）保健食品的分类

目前，保健食品在国际上并未形成统一的分类标准，我国也没有公认的分类系统，保健食品主要采用以下 3 种方法进行分类：

1. 按人群或对象进行分类

按人群或对象的不同分为普通人群的保健食品、特殊生理需要的人群（如婴幼儿、老年人、孕妇等）的保健食品、特殊疾病人群（如心血管疾病、糖尿病、脑血栓等患者）的保健食品、特殊工种人群（如高温工作人员、运动员等）的保健食品、特殊生活方式的人群（如航天员、运动员等）的保健食品。

2. 按保健作用进行分类

按保健作用特点不同分为促进生长发育、调节免疫、调节血压、调节血脂、抗疲劳、抗衰老、抑制肿瘤、改善骨质疏松、改善记忆、改善睡眠、改善视力、解毒、减肥、美容等功能的保健食品。

3. 按产品形式分类

按产品形式分为普通食品固有的形式（如奶制品、饮料、糖果、酒等）的保健食品以及口服液、口服片剂、胶囊、丸剂、粉剂等制剂形式的保健食品。

（七）保健食品原料目录

1.《保健食品原料目录　营养素补充剂（2023年版）》发布实施

根据《中华人民共和国食品安全法》和《保健食品原料目录与保健功能目录管理办法》等法定法规，国家市场监督管理总局会同国家卫生健康委员会、国家中医药管理局调整发布《保健食品原料目录　营养素补充剂（2023年版）》，自2023年10月1日起施行，详见本章附录二（P41）。

2.《允许保健食品声称的保健功能目录　营养素补充剂（2023年版）》发布实施

根据《中华人民共和国食品安全法》和《保健食品原料目录与保健功能目录管理办法》等法定法规，国家市场监督管理总局、国家卫生健康委员会和国家中医药管理局共同调整发布了《允许保健食品声称的保健功能目录　营养素补充剂（2023年版）》，自2023年10月1日起施行，详见本章附录三（P55）。

（八）常见的保健食品

1. 核桃仁

核桃仁为胡桃核内的种仁，又名胡桃仁、胡桃肉。核桃仁可为人体提供营养，具有补虚健体的作用。核桃仁具有降低胆固醇的作用，能有效预防动脉硬化。核桃仁富含蛋白质和人体必需的不饱和脂肪酸，这些成分能滋养脑细胞，增强脑功能，同时起到缓解疲劳和压力的作用。核桃仁含有大量维生素E，具有滋润肌肤、乌黑须发等作用，食用核桃仁可使皮肤滋润光滑有弹性。此外，癌症患者食用核桃仁能起到镇痛、保护肝脏以及提升白细胞数量等功效。

2. 红酒

红酒是以葡萄、蓝莓等新鲜水果为原料，经榨汁、发酵、澄清、陈酿等工艺制成的酒精含量不低于7.0%的饮品。红酒含有维生素、矿物质、多酚和单宁类化合物等。红酒中的葡萄糖和果糖在体内能转化成能量，可有效消除疲劳。红酒中含天然的聚合苯酚，能与病毒或细菌中的蛋白质化合，从而使病毒或细菌失去致病的能力，因此红酒具有一定的杀毒作用。红酒中的白藜芦醇能有效缓解过敏症状，还能防止正常细胞癌变，并能抑制已恶变细胞扩散，因此具有较强的防癌抗癌功能。红酒中的抗氧化成分和酚类化合物可预防动脉硬化以及血小板凝结，能保护并维持心脑血管系统的正常生理机能。红酒中的单宁酸可预防蛀牙和辐射伤害。红酒可养气活血，使皮肤富有弹性，因此具有美容养颜的功效。此外，红酒中的抗氧化剂具有消除或对抗氧自由基的作用，因此红酒还具有抗老防病的功效。

3. 绿茶

绿茶是一种不发酵茶，为我国产量最大的茶类，是将茶树的新叶或嫩芽不经发酵，经杀青、揉捻、炒制或烘焙等工艺制作而成的茶。绿茶保留了鲜叶中的天然物质，含有茶多酚、儿茶素、叶绿素、咖啡碱、氨基酸、维生素等营养成分。绿茶中的儿茶素能显著提高超氧化物歧化酶的活性，清除自由基，有助于抗氧化。儿茶素还具有一定的抑菌效果，且不会伤害肠道内有益菌的繁衍。绿茶中含有的黄酮醇类物质具有抗氧化作用，能防止血液凝块和血小板成团，因此具有降低心血管疾病的功效。绿茶含的茶碱和咖啡因具有减肥功效。绿茶中的氟可抑制生龋菌，减少牙菌斑和牙周炎的发生。绿茶中的单宁酸具有杀菌作用，能阻止食物渣屑繁殖细菌，可有效防止口臭。此外，绿茶还具有防癌、美白及防紫外线、改善消化不良等作用。

（九）保健食品消费警示

保健食品消费警示主要有以下 6 点：

①保健食品无法替代药品预防和治疗疾病，消费者不可购买保健食品用于疾病治疗。同时，消费者应正视保健食品的作用，不可听信保健食品的虚假广告和夸大宣传。

②保健食品包装上有保健食品专用标识（小蓝帽标识），消费者购买时应认准标识，并查看保健食品批准文号。

③消费者购买前需仔细了解保健食品的功能及功效成分、适用人群、注意事项、生产企业信息、生产日期及贮存方法等信息，根据自身需求有针对性地选择产品，并严格按说明书使用，不可盲目购买和使用。

④应通过正规的药店、商场或电商平台等渠道购买，索要并保存发票或销售凭据。切忌通过电话推销或非法传销等途径购买，且不要参加任何以产品销售为目的的健康知识讲座、专家报告、免费试用等活动。

⑤选购时应先查询产品注册或备案信息，可登录国家特殊食品信息查询平台或扫描二维码，查询保健食品相关信息与官网公布的信息是否一致。

⑥当选购的保健食品存在质量安全问题，或发现有虚假宣传的商家时，应及时向市场监管部门举报，也可拨打“12315”进行投诉举报。

附录一

新食品原料详细名单（截至 2024 年 2 月 29 日）

<table>
<tr><th>明细</th><th>出处</th><th>备注</th></tr>
<tr><td>亚兰牌御米油，华农®甘二酯油，天光牌盐藻，雪之溶牌杜仲籽油，NCFM™ 嗜酸乳杆菌，动物双歧杆菌 BE80，鲜の每日 CTM 芦荟纤果汁饮品，金典御品牌金花茶浸提液，金花茶，平衡康牌针叶樱桃果粉，马泰克 DHA™–S，仙人掌干粉，植物甾醇酯（vegapure plantsterol ester），植物甾醇，大溪地诺丽果浆，百奥斯汀虾青素 SCE5</td><td rowspan="2">卫监督食便函〔2008〕140 号</td><td>2007 年 12 月 1 日以前已批准试生产在有效期内的新资源食品名单，共 16 种。新资源食品试生产的有效期为两年，满两年未按时申报转为正式生产的，批准文号自行废止</td></tr>
<tr><td>少林可乐，天府可乐，“天使乐”和“康佳宝”，中国花粉口服液，身宝可乐，食用真菌蛋白美味 D–100，瑞莱星饮料，油菜花粉系列产品，油菜花粉系列产品，油菜花粉口服液，振华 851 口服液，北京天安 851 营养液，桦汁浓缩液，天力饮料，榨蚕蛹氨基酸，上海可乐，长城可乐（1995 年已获准更名为“红景天可乐”），中槐茶，富硒麦芽粉（硒强化麦芽粉），爱得锗有机锗饮料及饮液，中国可乐，康必得天然 β－胡萝卜素，安平泰有机锗饮料，海洋宝，螺旋藻粉，神蜉酒，微多饮料，天力晶、天力饮液，正分子胶囊，唐古特大黄酒、蜂蜜唐古特酒，纯莱多糖营养液，水溶性珍珠粉胶囊，公孙银杏营养液，北芪神茶，健康锗饮液，索奇 MT 生物饮品，活力王 SOD 啤酒，金秀圣塘山茶，“怡安宝”天然红景天饮品，花雄特酒，阳光营养液，可瑞螺旋藻，螺旋藻营养块，蜂胶口服液，天爱珍珠粉，有机锗健康盐，补王虫草精，鱼腥草营养液，百龄康，灵芝纯营养液，北芪神茶，草珊瑚口香糖，草珊瑚泡泡糖，冬虫夏草多糖营养液，东方神绞股蓝茶，玄驹酒，活力素营养液，图腾益生液，颐康保健液，苦丁茶，胖大海凉茶，精制松花粉，精制首乌粉，兰花天然营养素，回天力牌灵芝菌丝体粉，东方宝晶，地黄宝碳酸饮料，低聚木糖，蛹虫草子实体（粤 96–18）</td><td>2007 年 12 月 1 日以前已批准正式生产的国产新资源食品名单，共 69 种</td></tr>
</table>

续表

明细	出处	备注
异麦芽(Isomalt)，鼠李糖乳杆菌GG(ATCC53103) *Lactobacillus rhamnosus* GG(LGG，ATCC 53103)，动物双歧杆菌BB-12，海藻糖，乳双歧杆菌 ***Howaru bifido***，鼠李糖乳杆菌 ***Howaru rhamnosus***，乳双歧杆菌(菌株号BI-07)		2007年12月1日以前已批准正式生产的进口新资源食品名单，共7种
透明质酸钠，嗜酸乳杆菌，L-阿拉伯糖，低聚木糖，叶黄素酯，短梗五加，库拉索芦荟凝胶	卫生部公告2008年第12号	低聚木糖2014年第20号有变更
低聚半乳糖，水解蛋黄粉，植物甾烷醇酯，珠肽粉，异麦芽酮糖醇，鼠李糖乳杆菌(菌株号R0011)，植物乳杆菌(菌株号299v)，植物乳杆菌(菌株号CGMCC NO.1258)，嗜酸乳杆菌(菌株号R0052)，副干酪乳杆菌(菌株号GM080、GMNL-33)	卫生部公告2008年第20号	植物甾烷醇酯2014年第10号有变更
蛹虫草	卫生部公告2009年第3号	
菊粉，多聚果糖	卫生部公告2009年第5号	
G-氨基丁酸，初乳碱性蛋白，γ-氨基丁酸，共轭亚油酸，共轭亚油酸甘油酯，杜仲籽油	卫生部公告2009年第12号	
鱼油及提取物，盐藻及提取物，地龙蛋白，甘油二酯油，茶叶籽油，乳矿物盐，牛奶碱性蛋白	卫生部公告2009年第18号	
植物甾醇，植物甾醇酯，棉籽低聚糖，花生四烯酸油脂，DHA藻油，白子菜，御米油	卫生部公告2010年第3号	
显脉旋覆花(小黑药)，诺丽果浆，金花茶，酵母β-葡聚糖，雪莲培养物	卫生部公告2010年第9号	
玉米低聚肽粉，蔗糖聚酯，磷脂酰丝氨酸	卫生部公告2010年第15号	
表没食子儿茶素没食子酸酯，雨生红球藻	卫生部公告2010年第17号	

续表

明细	出处	备注
β-羟基-β-甲基丁酸钙，翅果油	卫生部公告2011年第1号	
元宝枫籽油，牡丹籽油	卫生部公告2011年第9号	
玛咖粉	卫生部公告2011年第13号	
蚌肉多糖	卫生部公告2012年第2号	
中长链脂肪酸食用油，小麦低聚肽	卫生部公告2012年第16号	
菊芋	卫生部公告2012年第16号	菊粉的原料
人参（人工种植）	卫生部公告2012年第17号	
蛋白核小球藻，乌药叶，辣木叶，蔗糖聚酯	卫生部公告2012年第19号	蔗糖聚酯有变更，将卫生部公告2010年第15号中的蔗糖聚酯相关信息作废
茶树花，盐肤木果油，美藤果油，盐地碱蓬籽油，阿萨伊果，广东虫草子实体，茶藨子叶状层菌发酵菌丝体	卫生部公告2013年第1号	
裸藻，丹凤牡丹花，狭基线纹香茶菜，青钱柳叶，光皮梾木果油，长柄扁桃油，1,6-二磷酸果糖三钠盐，低聚甘露糖	卫生部公告2013年第10号	
磷虾油，显齿蛇葡萄叶，马克斯克鲁维酵母	卫生部公告2013年第16号	

续表

明细	出处	备注
杜仲雄花，柳叶蜡梅，水飞蓟籽油，壳寡糖，乳酸片球菌，戊糖片球菌	卫生部公告2014年第6号	
塔格糖，圆苞车前子壳，蛹虫草，奇亚籽，植物甾烷醇酯	卫生部公告2014年第10号	
塔罗油	卫生部公告2014年第10号	植物甾烷醇酯的原料
线叶金雀花	卫生部公告2014年第12号	
茶叶茶氨酸	卫生部公告2014年第15号	
番茄籽油，湖北海棠（茶海棠）叶，枇杷叶，竹叶黄酮，阿拉伯半乳聚糖，燕麦β-葡聚糖，产丙酸丙酸杆菌，清酒乳杆菌，低聚木糖	卫生部公告2014年第20号	
木姜叶柯，乳木果油，宝乐果粉，西蓝花种子水提物，(3R,3′R)-二羟基-β-胡萝卜素，顺-15-二十四碳烯酸，N-乙酰神经氨酸，米糠脂肪烷醇，γ-亚麻酸油脂（来源于刺孢小克银汉霉），β-羟基-β-甲基丁酸钙	卫生部公告2017年第7号	
黑果腺肋花楸果，球状念珠藻（葛仙米）	卫生部公告2018年第10号	
弯曲乳杆菌，明日叶，枇杷花	卫生部公告2019年第2号	
瑞士乳杆菌（菌株号R0052），婴儿双歧杆菌（菌株号R0033），两歧双歧杆菌（菌株号R0071），赶黄草	卫生部公告2020年第4号	
蝉花子实体（人工培植），透明质酸钠，马乳酒样乳杆菌马乳酒样亚种	卫生部公告2020年第9号	

续表

明细	出处	备注
β-1,3-葡聚糖/α-1,3-葡聚糖，二氢槲皮素，鼠李糖乳杆菌（菌株号 MP108），拟微球藻	卫生部公告 2021 年第 5 号	
食叶草	卫生部公告 2021 年第 9 号	
关山樱花，吡咯并喹啉醌二钠盐	卫生部公告 2022 年第 1 号	
甘蔗多酚，莱茵衣藻，长双歧杆菌长亚种（菌株号 BB536）	卫生部公告 2022 年第 2 号	
假肠膜明串珠菌	卫生部公告 2023 年第 1 号	
黑麦花粉，蓝莓花色苷	卫生部公告 2023 年第 3 号	
文冠果叶，文冠果种仁	卫生部公告 2023 年第 5 号	
油莎豆，桃胶，吡咯并喹啉醌二钠盐（发酵法），肠膜明串珠菌乳脂亚种	卫生部公告 2023 年第 8 号	
酵母蛋白，儿茶素，巴拉圭冬青叶（马黛茶叶）	卫生部公告 2023 年第 10 号	
克鲁维毕赤酵母，石斛原球茎，枯草芽孢杆菌（菌株号 DE111），L-α-甘磷酸胆碱，假肠膜明串珠菌，（3R,3′S）-二羟基-β-胡萝卜素	卫生部公告 2024 年第 2 号	

附录二

保健食品原料目录　营养素补充剂（2023年版）

原料名称				每日用量				功效
营养素	化合物名称	标准依据*	适用范围	功效成分	适宜人群	最低值	最高值	
钙	碳酸钙	GB 1886.214—2016《食品安全国家标准　食品添加剂　碳酸钙（包括轻质和重质碳酸钙）》	所有人群	Ca（以Ca计，mg）	1～3岁	120	500	补充钙
	醋酸钙	GB 1903.15—2016《食品安全国家标准　食品营养强化剂　醋酸钙（乙酸钙）》	4岁以上人群		4～6岁	150	700	
	氯化钙	GB 1886.45《食品安全国家标准　食品添加剂　氯化钙》	所有人群		7～10岁	200	800	
	柠檬酸钙	GB 1903.14—2016《食品安全国家标准　食品营养强化剂　柠檬酸钙》	所有人群		11～13岁	250	1000	
	葡萄糖酸钙	GB 15571—2010《食品安全国家标准　食品添加剂　葡萄糖酸钙》	所有人群					
	乳酸钙	GB 1886.21—2016《食品安全国家标准　食品添加剂　乳酸钙》	4岁以上人群		14～17岁	200	800	
	磷酸氢钙	GB 1886.3—2021《食品安全国家标准　食品添加剂　磷酸氢钙》	所有人群		成人	200	1000	
	磷酸二氢钙	GB 1886.333—2021《食品安全国家标准　食品添加剂　磷酸二氢钙》	4岁以上人群		孕妇	200	800	
	磷酸三钙	GB 1886.332—2021《食品安全国家标准　食品添加剂　磷酸三钙》	所有人群					

续表

原料名称				每日用量				功效
营养素	化合物名称	标准依据*	适用范围	功效成分	适宜人群	最低值	最高值	
钙	硫酸钙	GB 1886.6—2016《食品安全国家标准　食品添加剂　硫酸钙》	所有人群	Ca（以 Ca 计，mg）	乳母	200	1000	补充钙
	L-乳酸钙	GB 25555—2010《食品安全国家标准　食品添加剂　L-乳酸钙》	所有人群					
	甘油磷酸钙	《中国药典》甘油磷酸钙	4 岁以上人群					
	柠檬酸苹果酸钙	GB 1903.18—2016《食品安全国家标准　食品营养强化剂　柠檬酸苹果酸钙》	4 岁以上人群					
	酪蛋白磷酸肽+钙	酪蛋白磷酸肽： GB 31617《食品安全国家标准　食品营养强化剂　酪蛋白磷酸肽》 钙：符合所用的化合物标准	由所选钙的化合物确定。 酪蛋白磷酸肽与钙比例为 1:5～1:20					

续表

原料名称				每日用量				功效
营养素	化合物名称	标准依据*	适用范围	功效成分	适宜人群	最低值	最高值	
镁	碳酸镁	GB 25587—2010《食品安全国家标准　食品添加剂　碳酸镁》	所有人群	Mg（以 Mg 计，mg）	4～6 岁	30	200	补充镁
	硫酸镁	GB 29207—2012《食品安全国家标准　食品添加剂　硫酸镁》	所有人群		7～10 岁	45	250	
					11～13 岁	60	300	
	氧化镁	GB 1886.216—2016《食品安全国家标准　食品添加剂　氧化镁（包括重质和轻质）》	所有人群		14～17 岁	65	300	
					成人	65	350	
	氯化镁	GB 25584—2010《食品安全国家标准　食品添加剂　氯化镁》	所有人群		孕妇	70	350	
	L-苏糖酸镁	卫生计生委公告 2016 年第 3 号	所有人群		乳母	70	400	
	葡萄糖酸镁	GB 1903.29—2018《食品安全国家标准　食品营养强化剂　葡萄糖酸镁》	所有人群					
钾	磷酸氢二钾	GB 1886.334—2021《食品安全国家标准　食品添加剂　磷酸氢二钾》	所有人群	K（以 K 计，mg）	4～6 岁	250	1200	补充钾
	磷酸二氢钾	GB 1886.337—2021《食品安全国家标准　食品添加剂　磷酸二氢钾》	所有人群		7～10 岁	300	1500	
					11～13 岁	400	2000	
	氯化钾	GB 25585—2010《食品安全国家标准　食品添加剂　氯化钾》	所有人群		14～17 岁	400	2200	
	柠檬酸钾	GB 1886.74—2015《食品安全国家标准　食品添加剂　柠檬酸钾》	所有人群		成人	400	2000	
					孕妇	400	2000	
	碳酸钾	GB 25588—2010《食品安全国家标准　食品添加剂　碳酸钾》	4 岁以上人群		乳母	500	2400	
	葡萄糖酸钾	GB 1903.41—2018《食品安全国家标准　食品营养强化剂　葡萄糖酸钾》	所有人群					

续表

原料名称				每日用量				功效
营养素	化合物名称	标准依据*	适用范围	功效成分	适宜人群	最低值	最高值	
锰	硫酸锰	GB 29208—2012《食品安全国家标准　食品添加剂　硫酸锰》	所有人群	Mn（以 Mn 计，mg）	4～6 岁	0.3	1.5	补充锰
					7～10 岁	0.5	2.5	
					11～13 岁	0.6	3.5	
	葡萄糖酸锰	GB 1903.7—2015《食品安全国家标准　食品营养强化剂　葡萄糖酸锰》	所有人群		14～17 岁	0.8	3.8	
					成人	1.0	4.0	
					孕妇	1.0	4.0	
					乳母	1.0	4.0	
铁	葡萄糖酸亚铁	GB 1903.10—2015《食品安全国家标准　食品营养强化剂　葡萄糖酸亚铁》	所有人群	Fe（以 Fe 计，mg）	1～3 岁	1.5	7.0	补充铁
	富马酸亚铁	GB 1903.46—2020《食品安全国家标准　食品营养强化剂　富马酸亚铁》《中国药典》富马酸亚铁	所有人群		4～6 岁	2.0	8.0	
	硫酸亚铁	GB 29211—2012《食品安全国家标准　食品添加剂　硫酸亚铁》	所有人群		7～10 岁	2.5	10.0	
	乳酸亚铁	GB 1903.47—2020《食品安全国家标准　食品营养强化剂　乳酸亚铁》	4 岁以上人群		11～13 岁	3.5	15.0	
					14～17 岁	3.5	15.0	
	琥珀酸亚铁	国家药品标准 WS1-（X-005）-2001Z 琥珀酸亚铁、GB 1903.38—2018《食品安全国家标准　食品营养强化剂　琥珀酸亚铁》	4 岁以上人群		成人	5.0	20.0	
					孕妇	5.0	20.0	
					乳母	5.5	20.0	

续表

原料名称				每日用量				功效
营养素	化合物名称	标准依据*	适用范围	功效成分	适宜人群	最低值	最高值	
铁	焦磷酸铁	GB 1903.16—2016《食品安全国家标准　食品营养强化剂　焦磷酸铁》	所有人群	Fe（以 Fe 计，mg）				补充铁
	柠檬酸铁	GB 1903.37—2018《食品安全国家标准　食品营养强化剂　柠檬酸铁》	所有人群					
	柠檬酸亚铁钠	国家卫生健康委员会公告 2018 年第 8 号	所有人群					
	氯化高铁血红素	GB 1903.52—2021《食品安全国家标准　食品营养强化剂　氯化高铁血红素》	所有人群					
锌	硫酸锌	GB 25579—2010《食品安全国家标准　食品添加剂　硫酸锌》	所有人群	Zn（以 Zn 计，mg）	1～3 岁	0.8	3.0	补充锌
	柠檬酸锌	GB 1903.49—2020《食品安全国家标准　食品营养强化剂　柠檬酸锌》《中国药典》枸橼酸锌	所有人群		4～6 岁	1.0	5.0	
	柠檬酸锌（三水）	卫生计生委公告 2013 年第 5 号、GB 1903.49—2020《食品安全国家标准　食品营养强化剂　柠檬酸锌》	所有人群		7～10 岁	1.5	6.0	
	葡萄糖酸锌	GB 8820—2010《食品安全国家标准　食品添加剂　葡萄糖酸锌》	所有人群		11～13 岁 14～17 岁	1.5 2.0	8.0 10.0	
	氧化锌	GB 1903.4—2015《食品安全国家标准　食品营养强化剂　氧化锌》	所有人群		成人 孕妇	3.0 2.0	15.0 10.0	
	乳酸锌	GB 1903.11—2015《食品安全国家标准　食品营养强化剂　乳酸锌》	所有人群		乳母	2.0	10.0	
	乙酸锌	GB 1903.35—2018《食品安全国家标准　食品营养强化剂　乙酸锌》	所有人群					
	氯化锌	GB 1903.34—2018《食品安全国家标准　食品营养强化剂　氯化锌》	所有人群					

续表

原料名称				每日用量				功效
营养素	化合物名称	标准依据[*]	适用范围	功效成分	适宜人群	最低值	最高值	
硒	亚硒酸钠	GB 1903.9—2015《食品安全国家标准　食品营养强化剂　亚硒酸钠》	所有人群	Se（以 Se 计，μg）	4～6 岁	5	30	补充硒
	富硒酵母	国家药品标准 WS1-（X-005）-99Z 硒酵母、GB 1903.21—2016《食品安全国家标准　食品营养强化剂　富硒酵母》	4 岁以上人群		7～10 岁	8	40	
					11～13 岁	10	50	
	L-硒-甲基硒代半胱氨酸	GB 1903.12《食品安全国家标准　食品营养强化剂　L-硒-甲基硒代半胱氨酸》	4 岁以上人群		14～17 岁	10	60	
					成人	10	100	
					孕妇	10	60	
	硒化卡拉胶	GB 1903.23—2016《食品安全国家标准　食品营养强化剂　硒化卡拉胶》	4 岁以上人群		乳母	15	80	
	硒蛋白	GB 1903.28—2018《食品安全国家标准　食品营养强化剂　硒蛋白》	4 岁以上人群					
铜	硫酸铜	GB 29210—2012《食品安全国家标准　食品添加剂　硫酸铜》	所有人群	Cu（以 Cu 计，mg）	4～6 岁	0.1	0.3	补充铜
					7～10 岁	0.1	0.4	
					11～13 岁	0.1	0.5	
	葡萄糖酸铜	GB 1903.8—2015《食品安全国家标准　食品营养强化剂　葡萄糖酸铜》	所有人群		14～17 岁	0.2	0.6	
					成人	0.2	1.5	
					孕妇	0.2	0.7	
					乳母	0.3	1.0	

续表

原料名称				每日用量				功效
营养素	化合物名称	标准依据*	适用范围	功效成分	适宜人群	最低值	最高值	
维生素A	醋酸视黄酯	GB 14750—2010《食品安全国家标准　食品添加剂　维生素A》、GB 1903.31—2018《食品安全国家标准　食品营养强化剂　醋酸视黄酯（醋酸维生素A）》	所有人群	维生素A（以视黄醇计，μg）	1～3岁	50	300	补充维生素A
					4～6岁	60	400	
	棕榈酸视黄酯	GB 29943—2013《食品安全国家标准　食品添加剂　棕榈酸视黄酯（棕榈酸维生素A）》	所有人群		7～10岁	80	500	
					11～13岁	100	700	
	β-胡萝卜素	GB 8821—2011《食品安全国家标准　食品添加剂　β-胡萝卜素》	所有人群		14～17岁	130	800	
		GB 28310—2012《食品安全国家标准　食品添加剂　β-胡萝卜素（发酵法）》			成人	160	800	
		卫生计生委公告2012年第6号			孕妇	120	800	
					乳母	200	1200	
维生素D	维生素D_2	GB 14755—2010《食品安全国家标准　食品添加剂　维生素D_2（麦角钙化醇）》	所有人群	维生素D_2（以麦角钙化醇计，μg）	1～3岁	2.0	10.0	补充维生素D
					4～6岁	2.0	15.0	
					7～10岁	2.0	15.0	
					11～13岁	2.0	15.0	
	维生素D_3	GB 1903.50—2020《食品安全国家标准　食品营养强化剂　胆钙化醇（维生素D_3）》《中国药典》维生素D_3	所有人群	维生素D_3（以胆钙化醇计，μg）	14～17岁	2.0	15.0	
					成人	2.0	15.0	
					孕妇	2.0	15.0	
					乳母	2.0	15.0	

续表

原料名称				每日用量				功效
营养素	化合物名称	标准依据*	适用范围	功效成分	适宜人群	最低值	最高值	
维生素 B_1	盐酸硫胺素	GB 14751—2010《食品安全国家标准 食品添加剂 维生素 B_1（盐酸硫胺素）》	所有人群	维生素 B_1（以硫胺素计，mg）	1～3岁	0.1	0.6	补充维生素 B_1
					4～6岁	0.2	1.5	
					7～10岁	0.2	1.5	
					11～13岁	0.3	2.0	
	硝酸硫胺素	《中国药典》硝酸硫胺、GB 1903.20—2016《食品安全国家标准 食品营养强化剂 硝酸硫胺素》	所有人群		14～17岁	0.3	2.0	
					成人	0.5	20.0	
					孕妇	0.3	2.5	
					乳母	0.3	2.5	
维生素 B_2	核黄素	GB 14752—2010《食品安全国家标准 食品添加剂 维生素 B_2（核黄素）》	所有人群	维生素 B_2（以核黄素计，mg）	1～3岁	0.1	0.6	补充维生素 B_2
					4～6岁	0.2	1.5	
					7～10岁	0.2	1.5	
					11～13岁	0.3	2.0	
	核黄素5’－磷酸钠	GB 28301—2012《食品安全国家标准 食品添加剂 核黄素5’－磷酸钠》	所有人群		14～17岁	0.3	2.0	
					成人	0.5	20.0	
					孕妇	0.3	2.5	
					乳母	0.3	2.5	

续表

原料名称				每日用量				功效
营养素	化合物名称	标准依据*	适用范围	功效成分	适宜人群	最低值	最高值	
维生素 B_6	盐酸吡哆醇	GB 14753—2010《食品安全国家标准　食品添加剂　维生素 B_6（盐酸吡哆醇）》	所有人群	维生素 B_6（以吡哆醇计，mg）	1～3 岁	0.1	0.6	补充维生素 B_6
					4～6 岁	0.2	1.5	
					7～10 岁	0.2	1.5	
					11～13 岁	0.3	2.0	
					14～17 岁	0.3	2.0	
					成人	0.5	10.0	
					孕妇	0.3	2.5	
					乳母	0.3	2.5	
维生素 B_{12}	氰钴胺	GB 1903.43—2020《食品安全国家标准　食品营养强化剂　氰钴胺》《中国药典》维生素 B_{12}	所有人群	维生素 B_{12}（以钴胺素计，μg）	1～3 岁	0.2	1.0	补充维生素 B_{12}
					4～6 岁	0.2	1.5	
					7～10 岁	0.3	2.0	
					11～13 岁	0.4	2.5	
					14～17 岁	0.5	3.0	
					成人	0.5	10	
					孕妇	0.6	5.0	
					乳母	0.6	5.0	

续表

原料名称				每日用量				功效
营养素	化合物名称	标准依据*	适用范围	功效成分	适宜人群	最低值	最高值	
烟酸（尼克酸）	烟酸	GB 14757—2010《食品安全国家标准　食品添加剂　烟酸》	所有人群	烟酸（以烟酸计，mg）	1～3岁	1.0	5.0	补充烟酸
					4～6岁	1.5	7.5	
					7～10岁	2.0	10.0	
					11～13岁	2.5	12.0	
					14～17岁	3.0	15.0	
					成人	3.0	15.0	
					孕妇	2.5	15.0	
					乳母	3.0	15.0	
	烟酰胺	GB 1903.45—2020《食品安全国家标准　食品营养强化剂　烟酰胺》《中国药典》烟酰胺	所有人群	烟酰胺（以烟酰胺计，mg）	1～3岁	1.0	7.0	
					4～6岁	1.5	9.0	
					7～10岁	2.0	13.0	
					11～13岁	2.5	15.0	
					14～17岁	3.0	18.0	
					成人	3.0	50.0	
					孕妇	2.5	15.0	
					乳母	3.0	18.0	
叶酸	叶酸	GB 15570—2010《食品安全国家标准　食品添加剂　叶酸》	所有人群	叶酸（以叶酸计，μg）	1～3岁	30	150	补充叶酸
					4～6岁	40	200	
					7～10岁	50	250	
					11～13岁	70	350	
					14～17岁	80	400	
					成人	80	500	
					孕妇	110	500	
					乳母	110	500	

续表

原料名称				每日用量				功效
营养素	化合物名称	标准依据*	适用范围	功效成分	适宜人群	最低值	最高值	
生物素	D-生物素	国家药品标准 WS-10001-（HD-1052）-2002 D-生物素、GB 1903.25—2016《食品安全国家标准　食品营养强化剂　D-生物素》	所有人群	生物素（以生物素计，μg）	1～3岁	3	15	补　充生物素
					4～6岁	4	25	
					7～10岁	5	30	
					11～13岁	7	45	
					14～17岁	8	50	
					成人	10	100	
					孕妇	8	50	
					乳母	10	60	
胆碱	酒石酸胆碱	GB 1903.54—2021《食品安全国家标准　食品营养强化剂　酒石酸氢胆碱》、国家药品标准 WS-10001-（HD-1250）-2C02 重酒石酸胆碱	所有人群	胆碱（以胆碱计，mg）	1～3岁	40	240	补充胆碱
					4～6岁	50	300	
					7～10岁	60	400	
					11～13岁	80	500	
					14～17岁	90	600	
					成人	100	1000	
					孕妇	80	500	
	氯化胆碱	GB 1903.36—2018《食品安全国家标准　食品营养强化剂　氯化胆碱》	所有人群		乳母	100	700	

续表

原料名称				每日用量				功效
营养素	化合物名称	标准依据*	适用范围	功效成分	适宜人群	最低值	最高值	
维生素C	L-抗坏血酸	GB 14754—2010《食品安全国家标准 食品添加剂 维生素C（抗坏血酸）》	所有人群	维生素C（以L-抗坏血酸计，mg）	1～3岁	6	60	补充维生素C
					4～6岁	10	100	
	L-抗坏血酸钠	GB 1886.44—2016《食品安全国家标准 食品添加剂 抗坏血酸钠》	所有人群		7～10岁	10	100	
					11～13岁	15	150	
	L-抗坏血酸钙	GB 1886.43—2015《食品安全国家标准 食品添加剂 抗坏血酸钙》	所有人群		14～17岁	20	200	
					成人	30	500	
	抗坏血酸棕榈酸酯	GB 1886.230—2016《食品安全国家标准 食品添加剂 抗坏血酸棕榈酸酯》	4岁以上人群		孕妇	25	250	
					乳母	30	300	
维生素K	维生素K_1	《中国药典》维生素K_1	所有人群	维生素K（以植物甲萘醌计，μg）	4～6岁	10	60	补充维生素K
					7～10岁	10	70	
					11～13岁	15	90	
					14～17岁	15	100	
					成人	15	100	
					孕妇	15	100	
	维生素K_2（发酵法）	卫生计生委公告2016年第8号	所有人群	维生素K_2（以七烯甲萘醌计，μg）	乳母	15	100	
	维生素K_2（合成法）	国家卫生健康委公告2020年第9号						

续表

原料名称				每日用量				功效
营养素	化合物名称	标准依据*	适用范围	功效成分	适宜人群	最低值	最高值	
泛酸	D- 泛酸钙	GB 1903.53《食品安全国家标准　食品营养强化剂　D- 泛酸钙》《中国药典》泛酸钙	所有人群	泛酸（以泛酸计，mg）	1～3 岁	0.4	2.0	补充泛酸
					4～6 岁	0.5	5.0	
					7～10 岁	0.7	7.0	
					11～13 岁	0.9	9.0	
					14～17 岁	1.0	10.0	
					成人	1.0	20.0	
					孕妇	1.0	10.0	
	D- 泛酸钠	GB 1903.32—2018《食品安全国家标准　食品营养强化剂　D- 泛酸钠》	所有人群		乳母	1.0	10.0	
维生素 E	D-α- 生育酚	GB 1886.233—2016《食品安全国家标准　食品添加剂　维生素 E》	所有人群	维生素 E（以 d-α- 生育酚计，mg）	4～6 岁	1.5	9.0	补充维生素 E
	D-α- 醋酸生育酚		所有人群					
	D-α- 琥珀酸生育酚		所有人群		7～10 岁	2.0	14.0	
					11～13 岁	3.0	25.0	
	dl-α- 醋酸生育酚	GB 14756—2010《食品安全国家标准　食品添加剂　维生素 E（dl-α- 醋酸生育酚）》	所有人群		14～17 岁	3.0	25.0	
					成人	5.0	150	
	dl-α- 生育酚	GB 29942—2013《食品安全国家标准　食品添加剂　维生素 E（dl-α- 生育酚）》	所有人群		孕妇	3.0	25.0	
	维生素 E 琥珀酸钙	GB 1903.6—2015《食品安全国家标准　食品营养强化剂　维生素 E 琥珀酸钙》	4 岁以上人群		乳母	4.0	30.0	

续表

原料名称				每日用量				功效
营养素	化合物名称	标准依据*	适用范围	功效成分	适宜人群	最低值	最高值	
β-胡萝卜素	β-胡萝卜素	GB 8821—2010《食品安全国家标准　食品添加剂　β-胡萝卜素》	成人	β-胡萝卜素（mg）	成人	1.5	5	补充β-胡萝卜素
		GB 28310—2012《食品安全国家标准　食品添加剂　β-胡萝卜素（发酵法）》	成人		成人	1.5	5	
		GB 31624—2014《食品安全国家标准　食品添加剂　天然胡萝卜素》	成人		成人	1.5	7	
		卫生计生委公告 2012 年第 6 号	成人		成人	1.5	5	
二十二碳六烯酸(DHA)	二十二碳六烯酸油脂	DHA 藻油原料	成人	DHA（以 $C_{22}H_{32}O_2$ 甘油三酯计，mg）	成人	200	1000	补充n-3多不饱和脂肪酸

注："标准依据*"表示当标准更替时参考最新标准内容。

附录三

允许保健食品声称的保健功能目录 营养素补充剂（2023年版）

保健功能

保健功能	备注
补充维生素、矿物质等营养物质	包括补充：钙、镁、钾、锰、铁、锌、硒、铜、维生素A、维生素D、维生素B_1、维生素B_2、维生素B_6、维生素B_{12}、烟酸（尼克酸）、叶酸、生物素、胆碱、维生素C、维生素K、泛酸、维生素E、β－胡萝卜素、n-3多不饱和脂肪酸

保健功能释义

保健功能	释义
补充钙	钙是人体骨骼和牙齿的主要组成成分，许多生理功能也需要钙的参与。 钙是骨骼和牙齿的主要成分，并维持骨密度。 钙有助于骨骼和牙齿的发育。 钙有助于骨骼和牙齿更坚固
补充镁	镁是能量代谢、组织形成和骨骼发育的重要成分
补充铁	铁是血红细胞形成的重要成分。 铁是血红细胞形成的必需元素。 铁对血红蛋白的产生是必需的
补充锌	锌是儿童生长发育的必需元素。 锌有助于改善食欲。 锌有助于皮肤健康
补充维生素A	维生素A有助于维持暗视力。 维生素A有助于维持皮肤和黏膜健康
补充维生素D	维生素D可促进钙的吸收。 维生素D有助于骨骼和牙齿的健康。 维生素D有助于骨骼形成
补充维生素B_1	维生素B_1是能量代谢中不可缺少的成分。 维生素B_1有助于维持神经系统的正常生理功能
补充维生素B_2	维生素B_2有助于维持皮肤和黏膜健康。 维生素B_2是能量代谢中不可缺少的成分
补充维生素B_6	维生素B_6有助于蛋白质的代谢和利用
补充维生素B_{12}	维生素B_{12}有助于红细胞形成
补充烟酸	烟酸有助于维持皮肤和黏膜健康。 烟酸是能量代谢中不可缺少的成分。 烟酸有助于维持神经系统的健康
补充叶酸	叶酸有助于胎儿大脑和神经系统的正常发育。 叶酸有助于红细胞形成。 叶酸有助于胎儿正常发育

续表

保健功能	释义
补充维生素 C	维生素 C 有助于维持皮肤和黏膜健康。 维生素 C 有助于维持骨骼、牙龈的健康。 维生素 C 可以促进铁的吸收。 维生素 C 有抗氧化作用
补充泛酸	泛酸是能量代谢和组织形成的重要成分
补充维生素 E	维生素 E 有抗氧化作用
补充 n-3 多不饱和脂肪酸	n-3 多不饱和脂肪酸提供人体必需脂肪酸。 膳食中 n-3 多不饱和脂肪酸应占总能量的 0.5% ～ 2%。 有助于维持血脂（甘油三酯）健康水平

注：保健功能释义按照现行的《食品安全国家标准 预包装食品营养标签通则》（GB 28050—2011）附录 D 内容进行标注；保健食品标签中可使用释义中相应的一条或多条营养成分功能声称标准用语。不得对功能声称用语进行任何形式的删改、添加或合并。

第五章　药食同源资源产品开发

一、药食同源产品

（一）药食同源产品的定义

药食同源产品是指以药食同源原料作为主要原料制成的普通食品和保健食品等。药食同源产品通常具有营养保健功能，但是其声称的功能必须遵守国家食品、卫生行政部门规定。中药类保健食品、代用茶、凉茶、药膳等均可归入药食同源产品。

（二）药食同源产品的类别

1. 中药类保健食品

（1）国家卫生健康委员会公布的可用于保健食品的中药材名单

截至 2023 年，国家卫生健康委员会公布的可用于保健食品的中药材共有 114 种，具体名单包括：白及、白术、白芍、巴戟天、白豆蔻、柏子仁、补骨脂、北沙参、荜茇、鳖甲、川芎、川牛膝、川贝母、车前草、车前子、苍术、侧柏叶、刺五加、刺玫果、赤芍、当归、丹参、地骨皮、杜仲、杜仲叶、番泻叶、蜂胶、党参、大蓟、蛤蚧、龟甲、骨碎补、黄芪、怀牛膝、厚朴花、槐实、首乌藤、葫芦巴、红景天、红花、湖北贝母、金缨子、金荞麦、绞股蓝、姜黄、蒺藜、韭菜子、积雪草、苦丁茶、诃子、芦荟、罗布麻、牡丹皮、马鹿胎、马鹿骨、马鹿茸、木贼、木香、墨旱莲、玫瑰花、麦冬、玫瑰茄、女贞子、牛蒡根、牛蒡子、平贝母、佩兰、蒲黄、青皮、茜草、人参、人参果、人参叶、升麻、生何首乌、首乌藤、生地黄、山茱萸、石斛（需提供使用证明）、石决明、三七、沙苑子、桑白皮、桑枝、熟大黄、熟地黄、酸角、土茯苓、天门冬、天麻、太子参、菟丝子、五味子、五加皮、吴茱萸、香附、玄参、西洋参、野菊花、淫羊藿、远志、银杏叶、越橘、益母草、制大黄、制何首乌、泽泻、泽兰、知母、枳实、枳壳、珍珠、竹茹、浙贝母。

（2）代表性中药类保健食品

①人参。人参在我国的药食同源之路并不顺利。20 世纪 90 年代之前，部分人参制品被允许作为食品在市场上销售，但 2002 年卫生部发布《关于进一步规范保健食品原料管理的通知》后，人参被列入可用于保健食品的物品名单中，因此被局限于保健食品食用范围，直到 2012 年卫生部才批准将人参列入新资源食品中。2023 年 12

月，人参被纳入了保健食品原料目录。现代医学研究表明，人参含有人参皂苷、人参多糖、氨基酸、蛋白质、维生素等多种营养成分，具有提高免疫力、改善心肌缺血与心率异常、促进睡眠和抗衰老等作用，目前已广泛用于饮料、医药等行业中。

②杜仲。杜仲在中国古代各大药典中都被明确提出是上等药材，具有强筋壮骨、补肝益肾以及保胎安胎等功效，可治筋骨无力、肾虚腰痛、胎动不安和高血压等症。我国是杜仲的原产地，种植面积约为600万亩，占世界杜仲资源总量的99%以上，种植区域遍布全国。我国杜仲相关产品的开发地区主要集中在四川、湖南、贵州、河南等地，开发的产品主要有杜仲茶、杜仲晶、杜仲冲剂、杜仲口服液、杜仲酒、杜仲纯粉、杜仲米粉、杜仲面粉、杜仲醋、杜仲酱油、杜仲咖啡以及杜仲可乐等，已经涵盖在医疗保健品、工业、日用品、保健食品等许多行业，其中杜仲茶的生产规模最大，目前约占全国杜仲功能产品总产量的60%以上，主要销往日本，我国香港、台湾等地。

2. 代用茶

（1）代用茶的定义

代用茶是指选用可食用植物的叶、花、果（实）、根茎等，采用类似茶叶的饮用方式（通过泡、煮等方式来饮用）的一类产品的俗称。

（2）代表性代用茶

①润生茶。润生茶精选金银花、罗汉果花、黄山贡菊、淡竹叶、决明子和覆盆子，全方扶正祛邪，除了充分发挥金银花的药性，还能提高人体免疫功能，对润肺护肝具有现实意义和临床价值。

②造粒型黄精苦荞茶。黄精性热，苦荞性寒，二者按一定配比结合可达到性温的功效，同时甜叶菊可改善口感，3种植物同制成茶，功效相辅相成。以黄精、苦荞、甜叶菊为原料，不添加黏胶成分，通过加工工艺控制，可制成造粒型黄精苦荞茶。该茶水溶性成分大于50%，沸水冲泡时能保持颗粒完整，汤色红润清亮、甜润适口且焦香持久，茶汤中富含黄酮和粗多糖，非常适宜“三高”（高血压、高血脂、高血糖）人群饮用。

3. 凉茶

（1）凉茶的定义

凉茶指的是广东、香港、澳门等地的人们以中医养生理论为指导，并根据当地的气候和水土特点，以中草药为原料，通过食用和经验总结制作出的一种具有生津止渴、清热解毒、祛火除湿等功效的植物性饮料。

（2）代表性凉茶

①金银花凉茶。金银花凉茶为纯草本植物饮料，有清热解毒之功效。金银花凉茶通过精选金银花、甘草、白茅根、淡竹叶和罗汉果等上等原材料，采用古法精粹而成，味甘，沁人心脾。

②二十四味凉茶。二十四味凉茶主要由菊花、金银花、鱼腥草、白茅根、葛根等二十四味中草药组成，有的还加入陈皮、百合、甘草、银杏等药材，另外辅以可溶性玉米食用淀粉、蔗糖、麦芽糊精制成，具有清热解毒的功效。二十四味凉茶的主要药材都偏寒凉，故体质虚寒者、孕妇不宜饮用。二十四味凉茶所用药材较多，饮用者一般不清楚二十四味凉茶包含的药材，所以服用西药期间或容易药物敏感者也不宜饮用。

二、药食同源产业

（一）药食同源产业的定义

药食同源产业是指与药食同源产品研发、生产、贸易、应用等密切相关的产业体系，如食品和保健食品等产业。药食同源食品是药食同源物质主要的开发方向。

（二）代表性药食同源产业

1. 食疗产业

食疗指的是根据现代营养学理论和传统中医理论的指导，通过科学的饮食调整和搭配，最终达到保健养生、促进健康甚至防治疾病的目的。食疗在我国虽然起源早，但是发展速度慢，直至改革开放初期，人民健康问题才引起重视。自 1980 年以来，我国开始尝试将中医药文化与营养保健相结合，以药食同源中药材作为突破口，逐步形成了人参、玉竹、地黄等 114 种以药食同源中药为基本原料的产业链。该产业主要采用各种新兴技术将药食同源植物中具有食疗价值的部位或成分开发成一系列食疗产品，如传统滋补产品、药膳产品和膳食补充剂等。

目前，我国传统食疗产品主要包括 2 类：

①根据经典古法制备的传统中医药食疗食品，如手工饴糖、手工红糖、黑芝麻丸等。

②将古代经方和现代食品工艺相结合制作的一系列的新型中医药食疗产品，如东阿阿胶、江中猴菇系列等。

我国中医药文化源远流长，同时也具备悠久的药食同源历史，将传统中医理论与药食同源行业优势相结合，对我国食疗产业的长期和稳定发展具有重要意义。

2. 中药保健食品产业

随着大众对中药保健食品认识的深入和需求的增加，中药保健食品产业规模也在不断扩大。近年来，中药保健食品产业规模年复合增长率保持在10%以上，市场规模已经超过1000亿元。随着该产业的发展，国家对中药保健食品产业的支持力度也在不断加大，为产业的快速发展提供了有力保障。中药保健食品生产中使用频次较高的药食同源中药包括枸杞子、灵芝、黄芪、西洋参、茯苓、蜂蜜、山药、大枣、黄精、当归、阿胶、甘草、党参等补益类中药。此外，从药食同源物质中提取的功效成分也被大量应用到保健食品的开发中，如葛根、甘草、枸杞子、黄精和姜黄等的提取物被广泛应用于对化学性肝损伤有辅助保护作用的产品中，紫苏油、薏苡仁油、姜黄素等在增强免疫力产品中也多有应用。

3. 食品添加剂产业

药食同源物质除开发成食品和保健食品外，食品添加剂也是其重点开发方向。香辛料类的药食同源物质可直接使用或制成浸膏、香脂、精油、净油和酊剂等加入食品中以增味，如肉桂、丁香和八角茴香等；栀子、姜黄和沙棘等可提取天然色素作为食品着色剂；甘草甜素、罗汉果苷、紫苏醛等天然甜味剂高甜度、低热量兼具营养价值，可作为高血压、高血脂、糖尿病、龋齿和肥胖人群的食糖代用品。

4. 功能性日化产品产业

药食同源物质还能开发成功能性日化产品，如槐花、当归提取物因具有酪氨酸酶抑制活性而用于美白化妆品，当归、桔梗、生姜、枸杞子因可滋养毛发而用于生发养发产品，金银花可用于开发抗炎健齿牙膏，具有芳香精油的肉桂、丁香、小茴香等可用于日化品的调香，玫瑰、薄荷等精油可用于芳香疗法、身体舒缓等。

三、大健康产品

（一）大健康产品的分类

大健康产业是指以保健、预防、医疗、康复为主要功能的产业，旨在维护和促进人们身心健康。大健康产业的产品可称为大健康产品，其包括但不限于健康食品、保健用品、医疗器械、医药产品、健康服务等。目前，大健康产品是药食同源资源最主要的研究与开发方向，药食同源相关的大健康产品主要包括保健用品和保健食品两类。

1. 保健用品

保健用品是一类用于人体机体保健的外用产品，如保健内衣、足浴包、香包等。

以保健衣物为例，其保健原理主要是利用药物的抗菌消炎作用，将药效成分附着在织物上，通过药物的释放，作用于人体皮肤或呼吸系统，起到保健和治疗的效果。例如，用芦荟、甘草、蕺菜等提取物对羽毛被褥面料、被单、运动裤、睡衣裤进行处理，使织物具有抗菌防臭功能，尤其对湿疹、痱子等皮炎和皮肤过敏有很好的医疗保健作用。

2. 保健食品

保健食品通常指具有特定保健功能或者以补充营养物质（维生素、矿物质等）为目的的食品，保健食品的应用范围主要为功能饮料、食品添加剂等方面。保健食品在大健康产业中一直占有较大的市场份额，《2024—2029 年中国保健食品行业调查及发展前景分析报告》显示，2022 年，中国保健食品销售额达 680 亿元，同比增长 8.45%，2023 年约为 720 亿元。2024 年保健食品销售额将进一步增长至 778 亿元。

（二）我国保健食品中常用的药食同源中药

依据国家市场监督管理总局网站特殊食品信息查询平台检索，我国现已获批准注册的保健食品中，最常用的 20 种药食同源中药有枸杞子、西洋参、黄芪、人参、茯苓、蜂胶、葛根、当归、山药、银杏叶、淫羊藿、蜂蜜、决明子、红景天、丹参、黄精、绞股蓝、五味子、酸枣仁、珍珠等。

四、日化产品

（一）日化产品的类型

基于人们对日化产品安全性的需求，越来越多的日化产品选用中草药或者植物资源进行制作。这类产品无化学合成添加剂，更安全有效，同时中草药成分突出，作用温和且绿色无污染，因此中草药被广泛使用在日化产品中（表 5-1）。目前，市面上的主要产品类型包括护肤美妆类、口腔护理类、染发类。

表 5-1　常用于日化产品的中草药及其功效

产品类别	中草药	功效
护肤美妆类	芦荟、当归、红花、桃仁、白芷、人参、白术、白及、槐花、丁香、金银花、乌梅、川芎、甘草、槐米、薄荷、高良姜等	美白祛斑
	姜黄、生姜、薏苡仁、赤小豆、赤芍、桑叶、桑椹、桑白皮、桑枝、沙棘、银杏叶、益母草、青果、黄芪、灵芝等	防晒
	芦荟、黄芪、沙棘叶、金银花、槐米、薏苡仁、甘草、三七、茴香等	抗衰老
	竹茹、百合、紫苏、芦荟、甘草等	保湿
	益母草、黄芪、芍药、芦荟、人参、甘草、金银花等	抗菌防腐

续表

产品类别	中草药	功效
口腔护理类	蒲公英、玄参、金银花、三七粉、牛膝、生地、白芷、甘草、牡丹皮、牛蒡子、荆芥、连翘、板蓝根、乌梅、天花粉、马勃等	消炎止血
	乌梅、金银花、黄柏、厚朴、薄荷、丁香、天南星、连翘、桂枝、石榴、升麻、五倍子等	抑菌
	淡竹叶、黄芩、元参、生地黄、栀子、知母、泽泻、甘草、龙胆草、玄参、木通、麦冬等	治疗口腔溃疡
	百部、白菊花、牡丹皮、板蓝根、金银花、蛇舌草、五倍子、五加皮、仙鹤草、板蓝根、川连、大戟、虎杖、佩兰、乌梅、黄柏、马勃、紫草、白蔹、海藻等	抑制口臭
美发类	旱莲草、蟛蜞菊、何首乌、五倍子、垂杨柳、生地黄、靛青、青黛、白芷、甘松、核桃青皮、苏木、姜黄、紫草、栀子等	杀菌解毒、滋养头皮、护理头发
	何首乌、人参、川芎、五味子、女贞子、芦荟、生姜、薄荷、菊花、枸杞子、沙棘、甘草、当归等	美发

（二）常用于日化产品的药食同源中药

1. 人参

人参（*Panax ginseng* C. A. Mey.），五加科多年生草本植物，其干燥根和根茎具有补脾益肺、复脉固脱、大补元气、生津以及安神等功效。人参中的主要活性成分人参皂苷具有护肤美白和抗紫外线等功能，可作为高档化妆品的天然添加物。人参能提高体内和皮肤表皮细胞内超氧化物歧化酶活性，加快消除活性氧化自由基，阻止体内有害物质产生，改善机体新陈代谢，减少或消除体内脂褐质，起到抗衰老作用，对蝴蝶斑、褐斑、雀斑及老年皮肤色素沉着具有显著疗效，因此人参在美白护肤产品中应用广泛。

2. 芦荟

芦荟［*Aloe vera*（L.）Burm. f.］，百合科多年生常绿多肉质草本植物，含有丰富的天然生物活性物质，如多糖、芦荟素、氨基酸、蛋白质、有机酸、活性酶以及多种微量元素等，具有健肤美容、调节机体免疫力的功效。芦荟含有150多种成分，具有补水和锁水双重功效，芦荟中的“滑水”可促进芦荟鲜叶中的有效成分得以迅速吸收，能帮助人体加速细胞分裂，促进组织生长。以天然芦荟为原料制成的保湿产品不仅能使肌肤表面光滑柔润，还能有效深入激活表皮细胞自身的保湿能力。芦荟在各种化妆品中应用广泛，可起到保湿美白以及防止皮肤色素形成等作用。

3. 槐米

槐树（*Sophora japonica* L. Schott）为豆科落叶乔木，槐米系槐树的干燥花蕾。槐米富含芦丁、槲皮素和黄碱素等化学成分，是一种特色中药材，具有凉血止血、清肝泻火等功效。槐米中的芦丁具有抗炎抑菌、解痉、抗溃疡和吸收紫外线等功效，还能保持毛细血管的正常张力，降低其通透性，恢复因脆性增加而出血的毛细血管的正常弹性。目前，槐米被广泛应用于保健食品、医药和化妆品中，具有较高的商业开发价值。

五、天然食品添加剂

（一）天然食品添加剂的形式

天然提取物是当前全球食品添加剂研究与开发的热点，主要形式包括天然香辛料、天然色素、天然甜味剂。

（二）不同形式的天然食品添加剂

1. 天然香辛料

许多药食同源资源都可直接用作香辛料，如八角茴香、丁香、胡椒、肉桂等。同时，这些资源的提取物常被制成浸膏、精油和酊剂等添加到食品中。

2. 天然食用色素

目前，天然食用色素主要来源于植物，药食同源资源中的黑芝麻、桑椹、栀子、紫苏、沙棘和枸杞子等均可用于提取天然食用色素。天然食用色素添加在食品中不仅能够增加食品的色泽、保证食品的安全性，同时还具有抗氧化等生物活性优势，因此具有非常广阔的发展前景和市场需求。

3. 天然甜味剂

天然甜味剂因其低升糖、低热量、高甜度和具有独特营养价值和功能活性等特点，成为传统糖类的最佳替代品。从药食同源资源（如罗汉果、甜叶菊、甜茶、甘草、多穗石柯、青钱柳等）中提取的罗汉果苷、甘草甜素、紫苏醛等是目前比较受欢迎的天然甜味剂，这些甜味剂的甜度比蔗糖高上百倍甚至上千倍，也可与其他甜味剂配合使用，具有巨大的开发前景以及应用前景。

六、药食同源资源在农业中的应用

药食同源资源在农业中可用作饲料添加剂、保鲜剂、杀虫剂、杀菌剂和抗病毒剂等。

1. 饲料添加剂

植物源饲料添加剂因其安全无毒、无残留等优点被广泛应用在畜牧养殖业中，具有促进生长、增强抗病能力和改善品质等作用。常用作饲料添加剂的药食同源资源包括山楂、马齿苋、陈皮、麦芽、蒲公英、沙棘、酸枣仁、甘草、肉桂、金银花、柏子仁和野菊花等。

2. 保鲜剂

植物有效成分在天然保鲜剂的开发和应用中具有独特的优势和广阔的前景。多种香辛料植物可用于开发天然抗氧化剂或防腐保鲜剂，如花椒、丁香、甘草、高良姜和乌梅等。

3. 杀虫剂、杀菌剂和抗病毒剂

在药食同源植物中，部分资源具有抑菌杀菌、抗病毒和杀虫成分。如银杏中的白果酸，菊花中的除虫菊素、除虫菊酯，以及八角茴香中的茴香油，均具有较强的杀虫效果；蒲公英、白术和薄荷等具有较强的抑菌杀菌效果；马齿苋和甘草等可防治植物病毒病。因此，药食同源植物也常被开发成各类杀菌剂、杀虫剂和抗病毒剂。

第六章　民间药膳文化及运用

一、二十四节气膳食文化

（一）二十四节气文化的由来

二十四节气是在春秋战国时期形成的一种补充历法，是中华劳动人民长期经验积累的成果和智慧的结晶，旨在反映太阳的运行周期，从而指导农事的生产，影响着千家万户的衣食住行。二十四节气是根据太阳在黄道上的位置来划分的，视太阳从春分点（黄经零度，此刻太阳垂直照射赤道）出发，每增加 15° 为一个节气，运行一周又回到春分点，为一回归年，合 360°，因此共有 24 个节气。其中，每月第一个节气为“节气”，即立春、惊蛰、清明、立夏、芒种、小暑、立秋、白露、寒露、立冬、大雪和小寒等 12 个节气；每月的第二个节气为“中气”，即雨水、春分、谷雨、小满、夏至、大暑、处暑、秋分、霜降、小雪、冬至和大寒等 12 个节气。“节气”和“中气”交替出现，各历时 15 天，现在人们已经把“节气”和“中气”统称为“节气”。

节气的日期在阳历中是相对固定的，如立春总是在阳历的 2 月 3 日至 5 日之间。但在农历中，节气的日期却不大好确定，再以立春为例，它最早可在上一年的农历十二月十五日，最晚可在一月十五日。现在的农历既不是阴历也不是阳历，而是阴历与阳历结合的一种阴阳历。农历存在闰月，如按照正月初一至腊月除夕算作一年，则农历每一年的天数相差比较大（闰年 13 个月）。为了规范年的天数，农历纪年（天干地支）每年的第一天并不是正月初一，而是立春，即农历的一年是从当年的立春到翌年立春的前一天。

（二）代表性节气养生习俗

（1）立春养生习俗

立春是二十四节气中的第一个节气，立春后的一段时间常冷暖交替，宜食辛甘发散之品，萝卜正是辛甘发散的食物。从古至今，很多地方都有吃春饼、春卷和嚼萝卜（称为“咬春”）的习俗，春饼、春卷里面便有辛甘发散的萝卜等馅料。古时候，立春吃春饼的习俗不仅在民间流行，而且在皇宫中也有类似做法，皇帝常在立春之时将春饼作为节庆食物颁赐给近臣。

（2）雨水养生习俗

雨水是二十四节气中的第二个节气。雨水时节，湿气加重，宜食少酸增甘之物以养脾胃。柚子和蜂蜜都是常见甘味食物，具有调养脾胃、健脾消食等作用，北京的望春蜜饼在酥皮中加入蜂蜜，并以蜂蜜、柚子为馅，入口香甜，沁人心脾，最宜雨水时节食用。

（3）立夏养生习俗

立夏之后天气逐渐变热，由于气温的升高人们容易烦躁上火，此时需注意养护心脏，因此在立夏时节应多食清热泻火、消暑类食物，如苏州市望亭镇有立夏日吃甜酒酿、尝三鲜（苋菜、蚕豆、蒜苗）、吃咸鸭蛋和立夏饼的习俗。

（4）夏至养生习俗

夏至是阳气最盛的时节，民间有吃粽子、面条和馄饨等习俗。夏至时节因汗多而耗损心气，饮食需以清淡为主，且应侧重消暑、化湿、健脾。夏至是进入三伏天的开始，俗话说“头伏饺子，二伏面，三伏烙饼摊鸡蛋”，这种饮食习俗便是为了使身体多排汗，以祛除体内毒素。

（5）立秋养生习俗

立秋以后气温由热转凉，饮食应以养和收为原则，应多食用滋阴润燥类食物，宜收不宜散，需少吃葱和姜等辛辣食物，适当多食用酸味果蔬。多数人夏天由于炎热，胃口不佳，导致体重下降，故立秋后温度下降，胃口大开，此时要吃肉补充营养，俗话称“以肉贴秋膘”，以储存脂肪抵挡冬天的寒冷。

（6）冬至养生习俗

冬至是阴阳转化的关键节气，冬至日太阳高度最低，在北半球日照时间为一年中最短。冬至在我国古代被认为是重大的节日，流传有“冬至大如年”“肥冬瘦年”等谚语，又称“正冬”“过冬”“交九”“小年”。在我国，北方民间有“冬至饺子夏至面”的说法，吃饺子防冻耳朵，因此形成“捏冻耳朵”的习俗。南方很多地方在冬至日会吃汤圆，有圆满、团圆的寓意。姑苏人家会在冬至夜喝冬酿酒。客家人会吃糯米饭，做圆板祭祖，叫作“团冬”。山东民间有蒸冬的习俗，“蒸冬”指的是将五谷杂粮磨成粉，蒸成窝头，作为全天的食物，以兆丰年。

（三）二十四节气养生食谱

“春雨惊春清谷天，夏满芒夏暑相连。秋处露秋寒霜降，冬雪雪冬小大寒。”二十四节气是中华劳动人民长期积累的经验成果，人们不仅依靠二十四节气知识体系指导农事，实现农业生产与大自然的协调统一，还在日常饮食中借此达成人体内循环与外界气候大循环的协调统一。顺应节气的变化，遵循不同的饮食规律，食物的五味与哲学的五行观念、中医的五脏理论依时节转换相互调和。二十四节气凝结着和谐统一、应时而动的智慧。民以食为天，节气饮食是体现这种智慧的重要途径（表 6–1），而节气饮食讲究的就是应季和顺时，以饮食与时序协调。

表 6–1　二十四节气养生食谱

序号	节气	食谱
1	立春	枸杞肉丝、杜仲腰花、罐焖核桃鸡块、红枣鸡肉
2	雨水	香椿鸡丝、糖醋藕块、马蹄鸡丁、拔丝空心小枣
3	惊蛰	葱烧薯条、蒜烧甲鱼、枸杞蒸鸡、洋葱鱼丁
4	春分	玉兔五彩丝、干烧荷包鱼、熘素鱼片、菠菜鱼肚
5	清明	番茄洋葱、奇味鳝鱼、竹荪鸽蛋汤、菠菜丸子汤
6	谷雨	八宝素菜、千岛汁鸡球、八味酿笋、凉冻绿豆肘
7	立夏	多味黄瓜、兰度鸽脯、奶油扒菜心、芹菜肉松
8	小满	香菇烧丝瓜、金笋豆腐酥、橘瓣鱼丸、银杏全鸭
9	芒种	南瓜蒸肉、苦瓜鸡片、清蒸武昌鱼、炒山药泥
10	夏至	节瓜茸羹、拔丝山药、酸菜肚片汤、糖醋鲤鱼
11	小暑	番茄肉丸、荠菜松子豆腐、荷叶乳鸽片、紫马瘦肉汤
12	大暑	薄荷莲子羹、西瓜皮紫菜汤、藕片汤、鸡腿蘑炖豆腐
13	立秋	蜜汁火方、银耳陈皮炖乳鸽、金银豆腐、酸甜海带
14	处暑	香菇茭白汤、鲜果银耳清蒸冬瓜盅、莲蓬鸡糕
15	白露	熊掌豆腐、番茄鸡蛋、一品肉、松子扒肉
16	秋分	美宫山药、玄参炖猪肝、黄鱼鱼肚汤、金银蛋饺
17	寒露	茶叶熏鸡、百合牛肉、天麻鱼头、五彩鸳鸯蛋
18	霜降	油泼鸡、崧菜油鸭煲、长寿菜、豉姜泥
19	立冬	荷包鱼、黄芪汽锅鸡、砂锅鱼翅、瓦煲鸡饭
20	小雪	坛子肉、芙蓉鳃鱼、桂花羊肉、清炖萝卜牛肉
21	大雪	淮杞炖鹌鹑、砂锅三味、龙马童子鸡、虫草全鸭
22	冬至	嫩姜羊肉片、石山扣羊肉、白果烧牛肉、焖烧狗肉
23	小寒	黄芪煨羊肉、龙虾鸡、虾爆鳝、辣子牛肉丁
24	大寒	牛尾汤、红焖羊肉、麻辣牛肉、花旗参冬虫草炖乳鸽

二、全国各地区及民族常见药膳

（一）壮瑶族常见药膳

广西拥有独特的资源优势，壮族、瑶族地区人民对天然药物资源进行了大量发掘和系统总结，充分利用资源优势，将其融入日常生活和饮食习惯中，形成了民族特色鲜明的壮族、瑶族药膳。如史书《后汉书·马援传》提及广西"又出征交阯，土多瘴气"，故人们常服薏苡仁、扁豆等以防治瘴疾；壮族多痧证，人们习惯用解三热的青蒿嫩苗切碎煎鸡蛋食用，以防治痧证发热；瑶族人民喜居深山地区，湿冷的气候使他们形成打油茶的饮食习惯，以对抗山区的寒湿之气；在都安瑶族自治县，猫豆是当地政府大力提倡种植的保健食品，富含左旋多巴，可以有效增加人体的多巴胺，延缓衰老和预防帕金森病。下面主要介绍 5 种壮瑶族常见药膳。

1. 红烧香辣狗肉

【原料】狗肉 200 克，八角 3 个，花椒 2 克，桂皮 1 块，鲜红尖椒 10 克，干辣椒 2 克，独蒜 5 克，姜 2 克，大葱 1 小把，蒜苗 5 克，豆瓣酱 10 克，黄酒、食盐和生抽各适量。

【制作方法】花椒、桂皮、八角清洗后沥干水分备用。生姜切片，独蒜剁成蒜末，大葱和蒜苗切段，干辣椒和鲜红尖椒切条备用。将新鲜狗肉清洗干净放入高压锅，放入姜片和清水，炖煮 20 ～ 25 分钟，放凉后把狗肉切块备用。将花椒、桂皮、干辣椒和八角放入热油，待干辣椒颜色炸成深红色后用漏勺捞出香料弃去，将大葱、姜片、蒜末放入油中小火爆香，放入豆瓣酱炒出红油，放入狗肉翻炒均匀，上色后放入适量黄酒、生抽和食盐，倒入鲜红尖椒继续翻炒，入味后放入蒜苗炒熟即可出锅。

【功效】温中散寒，理气止痛。

【适应证】治疗男子肾阳不足引起的阳痿不举、女子宫寒不孕、头晕耳鸣、畏寒肢冷、腰膝酸软等症。

2. 五指毛桃鸡汤

【原料】新鲜鸡肉 400 克，五指毛桃 20 克，姜片 4 片，大枣 3 颗，食盐适量。

【制作方法】五指毛桃洗净备用。鸡肉洗净剁成块后放入锅中，放姜片，加水烧开，撇去浮沫。放入五指毛桃小火炖煮 1 小时，放入大枣再炖 20 分钟，加入适量食盐调味即可。

【功效】健脾补肺，行气利湿，舒筋活络。

【适应证】治疗肺虚咳嗽、病后体弱盗汗、腰腿疼痛、脾胃虚弱引起的食少便溏等症。

3. 罗汉果瘦肉汤

【原料】罗汉果 1/4 个，新鲜瘦猪肉 320 克，陈皮、食盐各适量。

【制作方法】瘦猪肉洗净切块，罗汉果用清水清洗干净，陈皮浸泡洗净。将罗汉果和陈皮放入砂锅中，加水煮开后下入瘦猪肉，再次煮开时改用小火煲煮 2 小时，出锅前加适量食盐调味即可。

【功效】清热润肺，滑肠通便。

【适应证】治疗燥咳、咽痛肿痛、肠燥便秘。

4. 枳椇子酒

【原料】枳椇子 300 克，白酒 600 克，枸杞子 20 克。

【制作方法】枸杞子清洗后晾干备用。将采摘的枳椇子剔除坏果和杂质，清洗干净后晒干，待果皮晒至微微发皱后将枳椇子放入无水、无油的干净酒瓶中，加入枸杞子、白酒，密封放至阴凉处，1 周后即可饮用。

【功效】清热利尿，止咳除烦，解酒毒。

【适用人群】适用于风湿性关节炎患者。

5. 桂圆红枣鸡蛋糖水

【原料】龙眼肉（桂圆肉）15 克，鸡蛋 2 个，大枣（红枣）20 克，红糖 30 克。

【制作方法】大枣洗净、去核后对半切开，将龙眼肉、大枣和红糖放入锅中，加适量水煮开，放入鸡蛋，煮熟即可食用。

【功效】补益心脾，养血安神。

【适用人群】适用于身体虚弱、气血不足的产后妇女或老人或贫血患者。

（二）云南少数民族常用药膳

在云南，各少数民族同样也很注重饮食的食疗作用。下面主要介绍 6 种云南少数民族常用药膳。

1. 牛奶煮弓鱼（白族）

【原料】鲜弓鱼 500 克（弓鱼，唯产于大理洱海，因其体形似弓箭的弯弓，故名），原汁鲜牛奶 500 克，冰糖、大枣各 50 克，白糖 75 克，龙眼肉 30 克。

【制作方法】弓鱼洗净后切为 3 段，大枣去皮去核后切碎，冰糖碾碎。锅上火，将牛奶和弓鱼煮 15 分钟后加入大枣、龙眼肉、冰糖和白糖，煮至糖溶化即可食用。

【功效】滋补强身。

【适用人群】健康和亚健康人群均宜食用。

2. 石蹦炖蛋（哈尼族）

【原料】石蹦 1000 克（石蹦，蛙类的一种，属棘蛙群），三七 20 克，鸡蛋 2 个，精盐 7 克，胡椒面 2 克，姜末 3 克，猪油 100 克。

【制作方法】将石蹦破腹洗净，三七用油炸熟碾粉，蛋液入碗搅匀。将猪油、石蹦、三七、精盐、胡椒面、姜末入陶钵，再加入蛋液拌匀。锅上火，注入水，放上陶钵，盖上锅盖炖 30 分钟即成。

【功效】滋补强身，是治疗肝炎的良药。

【适应证与适用人群】适用于肝炎患者或小儿疳瘦以及治疗疳积之症。

3. 牛排肉木瓜汤（傣族）

【原料】壮牛后腿肉 1000 克，酸木瓜 400 克，干红辣椒 10 克，精盐 24 克，上汤 1500 毫升。

【制作方法】将牛后腿肉切成手掌大的肉片，用温水洗后沥干，酸木瓜去皮去籽切片，干红辣椒切段。锅上火，注入上汤，放牛肉片，沸后撇净浮沫，下干红辣椒和酸木瓜，沸后改用小火炖熟、加入精盐即成。

【功效】酸香滋补，开胃生津，清热祛暑，祛风除湿。

【适用人群】适用于中气下陷、气短体虚、筋骨酸软、贫血久病及面黄目眩者。

4. 天麻扣鸡（纳西族）

【原料】干天麻 100 克，净鸡肉 800 克，精盐 10 克，姜末、胡椒面各 2 克。

【制作方法】把干天麻舂成粒，入碗。将鸡肉切小块，放在天麻上，加精盐、姜末、胡椒面，上笼蒸熟，倒扣入汤盘即成。

【功效】祛风止痛，行气活血。

【适应证】适用于头晕目眩、肢体麻木、小孩惊风、癫痫、高血压、耳源性眩晕、头痛等症。

5. 油炸虫草（藏族）

【原料】干冬虫夏草 40 克，酥油 500 克，食盐 20 克。

【制作方法】将干冬虫夏草用冷水泡 5 小时，待其涨发饱满后轻轻将泥土刷洗干净，沥去水分。锅上火，酥油放锅内，熔化后锅离火，温度下降再置小火上；放入冬虫夏草，炸呈金黄色时立即把锅离火，将冬虫夏草和酥油倒入藏制木碗，撒上食盐即成。

【功效】润肺益肾，益气补血，延年益寿。

【适应证】适用于肾虚精亏、阳痿遗精、腰膝酸痛、久咳虚喘、劳嗽咯血等症。

6. 舂鱼腥草（德昂族）

【原料】鱼腥草 400 克，花生米 80 克，青辣椒、芫荽、大蒜各 20 克，味精 4 克，精盐 8 克。

【制作方法】把鱼腥草洗净切碎，青辣椒、芫荽、大蒜切末，花生米炒熟舂碎。将所有材料放入石臼，舂成泥装盘即成。

【功效】清热解毒，消痈排脓，利尿通淋。

【适用人群】适用于便秘、脾胃湿热、炎症感染、咳嗽、痰多、湿热泻痢等人群。

（三）宁夏清真地区常用药膳

自古以来，穆斯林就重视食物对人体的滋养保健作用。我国信仰伊斯兰教的少数民族中蕴藏着许多与饮食保健有关的药膳。宁夏以其独有的地方优势，经挖掘整理，制作出不少效果明显、味道佳的新药膳。下面主要介绍 3 种宁夏清真地区常用药膳。

1. 黄芪炖羯羊脖肉

【原料】绵羯羊脖肉 700 克，大葱半段，黄芪 10 克，姜片 5 片，花椒、精盐各适量。

【制作方法】先将黄芪洗净，入砂锅加水烧开后小火煮 20 分钟，取汁后再加水重煮 1 次，共煮 2 次，将取来的汁液混合。绵羯羊脖肉顺骨节切块，再从骨节中间连肉带骨砍成 2 小块，用清水浸泡半小时，捞出后放入煮锅，加清水（以淹没肉块为度）。烧开后，撇净浮沫，再煮 5 分钟后捞出。将砂锅置火上，放入羊脖肉和黄芪汁，烧开后，撇净浮沫，放入大葱段、姜片、花椒，改小火炖 2 小时，待肉炖熟后，拣去大葱段、姜片，放入精盐，将锅移置旺火，再炖 10 分钟即成。

【功效】益气补脾，滋养气血。

【适用人群】适用于有气虚疲乏、畏寒、腰膝酸软和四肢无力等症状及体弱多病的手足冰凉患者。

2. 羊肉枸杞芽

【原料】羊肉 200 克，枸杞嫩芽 1 把，鸡蛋 1 个，枸杞子 7 ～ 8 颗，大葱半段，花椒水小半碗，清汤 1 大碗，姜、白糖、精盐、湿淀粉、麻油各适量。

【制作方法】羊肉切丝，加精盐、花椒水腌渍入味，再加蛋清、湿淀粉抓匀上浆。枸杞嫩芽焯水，泡入清水里。枸杞子用温开水泡软，大葱、姜切末。将羊肉丝油划透断生捞出。锅内余油烧热，放进大葱段、枸杞嫩芽、精盐、白糖、花椒水、葱姜末、清汤和羊肉丝，用淀粉勾芡，撒上枸杞子，翻炒几下，淋油出锅即成。

【功效】滋阴补血。

【适应证】适用于肝肾亏虚引起的头晕目眩、腰膝酸软、阳痿遗精等症。

3. 茴香羊肉

【原料】羊里脊肉 200 克，小茴香 5 克，花椒水小半碗，精盐、酱油、麻油、湿淀粉各适量。

【制作方法】将羊里脊肉切成 0.5 厘米宽的大片，加小茴香、精盐、花椒水、酱油腌渍入味，再加湿淀粉，抓匀上浆。锅置火上，倒入麻油，烧六成热，将羊肉片逐片下锅内，炸硬捞出。待油温上升到八成热时，再将羊肉片下入油中，炸至金黄色捞出码盘即成。

【功效】健脾开胃，温中散寒，活血化瘀。

【适应证与禁忌】适用于腹部冷痛、胃寒腹泻等症，对月经不调、痛经等妇科疾病也有一定的缓解作用。脾胃虚寒、湿热以及高血压、心脏病患者不宜食用。

（四）京族常用药膳

京族以京族三岛为主要聚集地，该地三面环海，隶属南亚热带海洋性季风气候区，当地居民多发皮肤病、风湿病、瘴疟和胃肠疾病等。京族人民早期以出海捕鱼为生，膳食来源相对简单，以海产品为主；近代以来，京族地区不断发展，各地产品相继涌入，膳食来源也更加多样。下面主要介绍 3 种京族常用药膳。

1. 泥丁瘦肉粥

【原料】泥丁 150 克（泥丁是主要分布于广东湛江及广西北海等两广沿海地区的一种小型星虫），大米 200 克，猪肉 100 克，姜 2 片，葱半根，酱油、蚝油各 1 汤匙，食盐、香油各适量，花生油、胡椒粉少许。

【制作方法】猪肉洗净切丁，放半勺酱油、蚝油，少许食盐、花生油和姜片腌制备用。泥丁清洗干净，沥干水分。葱洗净切小段。大米淘洗后放入砂锅，加水烧开至大米煮透（期间需搅拌几次避免粘锅），加入泥丁继续熬煮至大米煮开花，加入猪肉粒，用勺子搅拌开，待猪肉熟时加入食盐、酱油、蚝油、胡椒粉、香油和葱段即可。

【功效】补气养血，滋阴补肾，养肝护肝，清肺补虚。

【适用人群】老少皆宜。小儿及中年夜尿过多者、气血亏虚者最适。

2. 淡水虾米酒

【原料】淡水虾，米酒（虾、酒比例为 1∶5）。

【制作方法】淡水虾用米酒浸泡 20 多分钟。

【功效】养血活血，补肾健胃。

【适应证与适用人群】适用于阳气虚弱之阳痿、饮食积滞等症，体质阳虚者最适。

3. 炖牛尾鱼

【原料】牛尾鱼 1 条，料酒半勺，葱 1 根，枸杞子 6 颗，姜 3 片，蒜 3 瓣，醋、食盐、老酒各适量。

【制作方法】将牛尾鱼处理干净后，加入料酒、醋以及老酒腌 2 小时。葱切小段、姜切丝，蒜切末，枸杞子洗净备用。起锅热油，放姜，放入一丁点食盐（防鱼粘锅），鱼下锅后把葱丝、蒜末一同放入，鱼煎至微黄，加入冷水，大火烧开，转小火炖至汤至白色，撒入葱段即可。

【功效】益智补脑，降脂降醇。

【适用人群】老少皆宜。由于牛尾鱼所含脂肪较低，而不饱和脂肪酸的含量较丰富，所以对肥胖人群来说也是适宜的。

（五）闽南地区常用药膳

闽南地区素有丰富的植物资源和深厚的中医药文化，注重药膳养生的传承与发展。下面主要介绍 7 种闽南地区常用药膳。

1. 乌鸡橄榄汤

【原料】乌骨鸡 1 只（以童子鸡为佳），咸橄榄 2 枚（捣破带核），食盐适量。

【制作方法】乌骨鸡洗净切块，将鸡肉和橄榄置于瓷钵（或钵）中加水隔水清炖，炖至肉熟烂后加入食盐调味即可。

【功效】补气血，调阴阳，强五脏。

【适应证】适用于脾胃虚弱、不思饭食及体质虚羸等症。

2. 猪肚莲子汤

【原料】新鲜猪肚 1 只，莲子（去心）30 克，姜 3 片，葱半段，枸杞子 6 颗，米酒、食盐、面粉各适量。

【制作方法】猪肚两面都用面粉抓揉后清洗干净，冷水下锅煮开 5 分钟捞出洗净。将洗净的猪肚切成条，烧锅加水，放入猪肚条，加入莲子、枸杞子、姜片和葱段，加入米酒，大火煮开 10 分钟后改小火炖煮约 2 小时，加适量食盐调味即可。

【功效】健脾益气，和胃养血。

【适应证】适用于脾胃虚弱或病后体虚不思饮食之症。

3. 猪肚鸡蛋补骨脂汤

【原料】新鲜猪肚 1 只，鸡蛋 10 枚，补骨脂 15 克（袋装），姜 3 片，食盐适量。

【制作方法】将鸡蛋煮熟去壳和补骨脂一起装入猪肚中，然后扎紧猪肚口，将猪肚和姜片一同放入锅中炖煮，至猪肚软烂后切开猪肚，加适量食盐调味即可食肉饮汤。

【功效】补肾充髓，养精益智。

【适应证】适用于肾虚精亏、头晕、头痛、目眩耳鸣等症。

4. 百合白木耳汤

【原料】苏百合、白木耳、冰糖各 10 克。

【制作方法】将苏百合、白木耳洗净，与冰糖一起放入锅中，加适量水煮烂即可食用。

【功效】润肺止咳，清热养阴。

【适应证】适用于肺燥咳嗽或久咳阴虚、声音嘶哑等症。

5. “四白”健脾粥

【原料】白莲子、山药、芡实各 60 克，白术 30 克，大米 500 克。

【制作方法】共研细末过筛，放入锅中用小火焙熟。每次取 10 ～ 30 克，加糖少许调煮成糊状后食用。

【功效】健脾燥湿，益气和胃。

【适应证】适用于病后气虚、脾胃虚弱、食欲不振等症。

6. 糯米黄芪粥

【原料】糯米 50 克，生黄芪 30 克。

【制作方法】将黄芪煎汤后取药汁加糯米煮粥，日服 2 ～ 3 次。

【功效】益气固表，健脾补肾。

【适应证】适用于反复外感或肾炎水肿等症。

7. 龙眼莲子汤

【原料】龙眼肉 15 克，莲子肉 30 克。

【制作方法】龙眼肉和莲子肉加水煮烂，每晚睡前食用。

【功效】养心安神，健脑益智。

【适应证】适用于头晕、耳鸣、失眠、心悸等症。

（六）岭南地区常用药膳

岭南地区气候湿热，经过长期实践、摸索和总结，当地居民善于运用药膳来强健体魄，且药膳形式多样，除甜品、菜肴和汤羹外，最具代表性的当数老火汤和凉茶。

1. 五指毛桃鸡骨草猪骨汤

【原料】猪骨 500 克，鸡骨草 30 克，五指毛桃根 30 克，薏苡仁 30 克，食盐适量。

【制作方法】将药材洗净，与焯过水的猪骨一并倒入砂锅中，加适量水大火烧开后转中小火煲 1 小时，加入适量食盐调味即可。

【功效】清热，祛湿健脾。

【适应证】可缓解脾胃气虚或肝火旺盛引起的头晕、面红目赤、口干舌燥、尿液发黄等症。

2. 五指毛桃茯苓鸡汤

【原料】鸡半只，茯苓 20 克，五指毛桃根 30 克，陈皮 5 克，姜片、食盐适量。

【制作方法】将药材洗净，与焯过水的鸡肉一并放入砂锅中，加水大火烧开后转中小火煲 1 小时，加入适量食盐调味即可。

【功效】祛湿，化痰健脾。

【适应证与适用人群】适用于肺虚、痰哮、脾胃气虚和腹胀等症，体质虚弱、食欲不振、贫血、盗汗人群适用。

3. 桂圆枸杞鸽肉汤

【原料】乳鸽 1 只，龙眼肉 5 克，枸杞子 7 克，陈皮 3 克，莲子 5 克，食盐适量。

【制作方法】陈皮、枸杞子、龙眼肉、莲子分别装碗，加清水泡发。锅中注入适量清水烧开，倒入处理好的鸽肉，氽去血水，捞出。砂锅中注水，倒入鸽肉，泡发的莲子、陈皮，拌匀。用大火烧开后转小火续煮 100 分钟。倒入泡发的枸杞、龙眼肉拌匀。小火续煮 20 分钟后，加入食盐调味即可。

【功效】滋阴壮阳，益气补肾，理气健脾，补气血。

【适用人群】适用于身体虚弱的患者，特别是老年患者、卧床患者或者刚做完手术的患者等。

4. 竹叶清心茶

【原料】淡竹叶 15 克，薄荷 3 克，甘草 10 克，白糖适量。

【制作方法】将淡竹叶和甘草放入砂锅中加水 800 毫升，煎煮 10 分钟后加入薄荷，煮沸片刻，用滤网滤出汤液，待汤液凉后加入白糖即可饮用。每日 1 剂，代茶饮。

【功效】清祛暑湿，清心除烦。

【适应证】适用于夏感暑热、口渴心烦、小便黄赤等症。

5. 陈皮茶

【原料】陈皮 10 克，白糖适量。

【制作方法】将陈皮洗净、撕成小块放入茶杯中，用开水冲泡，盖上杯盖焖 10 分钟左右，然后去渣，放入少量白糖。稍凉后，放入冰箱中冰镇后口感更好。

【功效】理气，调中，燥湿，化痰，健胃。

【适应证】适用于湿邪内盛导致的腹胀、食欲差、大便稀溏、脾胃虚弱、湿痰内阻等症。

第七章　药食同源中药与药膳

一、药食同源中药

（一）药食同源中药的药性

药食同源中药均具有“四气五味”的药性，使用时根据四季变化和人体所处的状态选择适宜的中药，使人体从不平衡（疾病或亚健康）状态恢复至平衡（健康）状态。

（二）药食同源中药的功效及使用推荐

每一种中药都有其适应证与禁忌证，因此，药食同源中药在选用时应先掌握其药性、功效、适应证与禁忌证等，结合患者的病因病机等来选用（见本章附录一，P91）。如马齿苋既是中药，也是野菜，其味酸、性寒，对热毒血痢、热毒疮疡、血热崩漏、湿热便血、痔血等有一定的疗效，但脾胃虚寒、大便溏泄者忌服。如不辨体质，不明药性寒热，不管药效如何，滥用药食同源中药调理，势必会导致病情加重，甚至危及生命。

（三）药食同源中药应用误区

1. 滥用药食同源中药调理

药食同源中药在民间通常根据以往经验进行应用，很少经过中药执业医师或中医执业医师的指导，故容易出现在不辨体质，不明药性、适应证和禁忌证的情况下盲目滥用的情况。

每一种中药都有其适应证与禁忌证。如生姜属于中药，也是常用调味品，其味辛、性温，可用于治疗风寒感冒、脾胃寒证、胃寒呕吐、肺寒咳嗽等症，但易助火伤阴，热盛阴虚内热和咽喉疼痛者忌服。

2. 过度使用药食同源中药

过度使用药食同源中药包括使用时间过长及使用量过大。由于药食同源中药既可作为药物，也可作为食物来食用，因此极易让人产生误解，误认为此类药物可以长期或大量应用，无毒副作用，从而忽视了过度使用所带来的不良后果。部分药食同源中药在现代研究中显示具有一定的毒性，如火麻仁煎服常用量为 10 ～ 15 克 /

天，若食用量过大，可引起中毒，导致恶心、呕吐、腹泻等。苦杏仁的主要成分苦杏仁苷可水解为氢氰酸，既为有效成分，也是有毒成分，过量误服苦杏仁可导致中毒，临床表现为心悸、眩晕、恶心、呕吐等，严重者可因呼吸麻痹而死亡。山药中含有天然的类雌性激素物质，过量食用可造成子宫内膜增生、经血不止和痛经等症状。因此，在应用药食同源中药时不能盲目大量或长期应用，以防产生不良后果。

3. 煎煮方法选择不恰当

在我国公布的药食同源中药中，八角茴香、小茴香、高良姜、丁香、生姜、肉桂、砂仁、藿香、薄荷、菊花等均属气味芳香类药物，主要含挥发油（也是其主要的有效成分），煎煮时间不宜过长，一般煎煮 10 ～ 15 分钟即可，若长时间煎煮会导致药效降低或丧失。牡蛎为贝壳类中药，有效成分难以溶出，需长时间煎煮，宜大火先煎沸 15 ～ 30 分钟再加入其他药物同煎。刀豆含有植物血球凝集素、皂素、胰蛋白酶抑制物等有毒成分，在 100 ℃下即能被破坏，因此在食用时需完全煮熟，否则容易导致腹胀、腹痛、恶心、呕吐等中毒症状。白果不仅能敛肺化痰定喘、止带缩尿，还能滋阴养颜、抗衰老，作为保健食品，常用来招待贵宾，但白果也具有一定的毒性。《三元参赞延寿书》言：“有人艰籴，取白果以为饭，饱食，次日皆死。”现代研究表明白果的毒性成分能溶于水，加热可被破坏，若作为食品，应去种皮、胚芽，浸泡半天以上，煮熟后方可食用。因此，在应用药食同源中药进行调理时一定要采取正确的煎煮方法，才能很好地发挥药效。

4. 忽视中西药联合应用的不良反应

多数患者病情复杂，在临床上经常中西药联合应用，以达到尽快恢复健康的目的，尤其是药食同源中药对一些疾病起到辅助治疗作用，因此也被患者青睐。但是，中西药联合应用时容易忽视其相互作用而产生的不良反应。如麦芽与胃蛋白酶合剂联用，因活性在不同的酸碱条件下，两种药物均不能发挥各自的药效，使药物的疗效显著下降；甘草与阿司匹林合用能使消化道溃疡的发生率增高，甚至引起消化道出血或穿孔；山楂、乌梅等含有大量有机酸，服后能酸化尿液，使磺胺类药析出结晶，引起结晶尿或血尿；牡蛎含有大量铁、钙、钾、镁等重金属离子，与四环素、异烟肼或含黄酮和黄酮醇类的药物（如芦丁等西药）联用，可产生螯合物而降低疗效。因此，在选择药食同源中药与西药联用时一定要咨询中医执业医师或中药执业医师所用中药与西药之间是否会相互拮抗降低彼此药效，是否会使毒副作用增加，并且在初次联合应用时用量一定要小，以防产生不良反应。此外，在中西药联合应用时如出现不适反应要立即到医院救治，切莫掉以轻心，丧失最佳救治时间。

二、药食同源药膳

（一）药食同源药膳的定义及适用范围

药食同源药膳是在中医理论指导下，运用药食同源的基本思想，将食物与药食同源中草药相配伍，利用传统技术或现代技术加工而成的一种特殊膳食。药食同源药膳结合了食物与药物的双重功效，具有康复、调养和保健等作用。药食同源药膳可应用于亚健康人群或疾病患者（特别是慢性病患者或康复阶段患者）。亚健康人群可在上述理论和基本思想指导下使用药食同源药膳，疾病患者可在就医治疗的基础上配合药食同源药膳进行辨证施膳。

（二）药食同源药膳的基础

中医营养学中药食同源思想的具体应用主要体现在药膳中。原则上讲，药膳是以饮食为载体，携带中药有效成分的药食同源的产物。据统计，在 4000 余种常用的中药中，有 500 种可作药膳原料，其中使用较安全且味道可口的大约有 60 种。

（三）药食同源药膳与普通饮食的区别

药膳有别于普通饮食，不仅有普通饮食的功能，还具有天然药材的特殊功效，对某些身体器官、生理机能产生定向的调整作用。药膳应用时需注意食疗中药的性味、药膳的宜忌、烹调方法等，并要掌握药膳应用的基本原则。

（四）药食同源药膳技术要求

1. 遵循中医药理论

遵循中医药膳理论，选择安全可靠的配方，对有记载的药膳配伍禁忌应予以重视。

2. 遵循药食同源药膳调理总原则

药食同源药膳的调理总原则为平衡阴阳、扶正祛邪，具体表现在寒者热之、热者寒之、虚则补之、实则泻之。寒者热之，是指对体质偏寒的亚健康人群或寒证患者用温热性质的药食同源药膳进行调理；热者寒之，是指对体质偏热的亚健康人群或热证患者用寒凉性质的药食同源药膳进行调理；虚则补之，是指对体质偏虚的亚健康人群或虚证患者用补益扶正的药食同源药膳进行调理；实则泻之，是指对有实邪的亚健康人群或实证患者用攻逐祛邪的药食同源药膳进行调理。

3. 遵循“三因”制宜的调理总原则

“三因”指因时、因地、因人。

（1）因时制宜

根据时令、气候节律的特点来选用药食同源药膳进行调理，如春季多以升阳疏肝为主，夏季多以清心解暑为主，长夏多以健脾化湿为主，秋季多以甘润养肺为主，冬季多以温补肾气为主。

（2）因地制宜

根据不同地区的地理环境特点来选用药食同源药膳进行调理，如我国东南地区地势低、气候温热，多选用寒凉的药膳；而我国西北地区地势高、气候寒冷，多选用辛温的药膳。

（3）因人制宜

根据每个人的年龄、性别、体质等不同特点来选用药食同源药膳进行调理，如老年人多以补益为主，气虚体质者多以益气为主，阳虚体质者多以温阳为主，血虚体质者多以补血为主，阴虚体质者多以滋阴为主，痰湿体质者多以化痰祛湿为主，湿热体质者多以清热祛湿为主，气郁体质者多以行气解郁为主，血瘀体质者多以活血祛瘀为主，寒湿体质者多以散寒祛湿为主。

4. 遵循“君臣佐使”的配伍原则

遵循中医药膳学理论中的“君臣佐使”的配伍原则，“君”是针对人体的主要状态而设的，为主要原料；“臣”是针对人体的主要状态的相关表现或加强“君”作用的辅助原料，其性味功效与“君”相似；“佐”是针对人体的次要状态，或限制“君”“臣”的过偏之性；“使”是具有引经或调和作用的原料。

5. 遵循的配伍禁忌

遵循传统中医药膳学的配伍禁忌，包括药食同源中药与食物的配伍禁忌，食物与食物的配伍禁忌，孕妇、产妇的配伍禁忌，疾病忌口等。

（五）药食同源药膳的类别

药食同源药膳可根据不同的适用体质归纳为9类（见本章附录二，P100），即补气类（适用于气虚体质）、滋阴类（适用于阴虚体质）、温阳类（适用于阳虚体质）、理气类（适用于气郁体质）、活血化瘀类（适用于血瘀体质）、化瘀祛湿类（适用于痰湿体质）、清热化湿类（适用于湿热体质）、补血类（适用于血虚体质）、特禀类（适用于特禀体质）。

三、特色药食同源药膳的使用原则与技术指南

（一）特色药食同源药膳的使用原则

药膳像饮食文化中各地的菜系一样，不同地区的人们在长期实践中，利用本地的草药与食材，创造出各式各样的药膳。药膳使用原则：选择广大群众所熟知的、有应用传统、药性平和且适口的种类，大抵以强体、补虚、辟邪、应时为目的，运用的方式多种多样，如为应对南方湿热天气的凉菜，以清热解毒为主体原料配制成固定配伍并具有特定功能的各种凉茶品牌，民间应用十分普遍的保健汤羹类（如花旗参石斛安神养阴汤、党参天冬清肺汤等）、煎膏（如养心定悸膏、龟鹿二仙膏、阿胶三宝膏、胃肠复元膏等）、药酒（如枸杞子酒、女贞子酒、红花酒、地黄煮酒、对虾酒等），这类传统剂型易于保存及服用，并适合长期应用。

（二）常用特色药食同源药膳技术指南

2015 年，由中国药膳研究会、中国中医科学院等 6 家单位联合起草的《常用特色药膳技术指南（第一批）》（ZGYSYJH/T 1–17–2015）发布。该指南对于满足民众的健康需求、探索行业的规范发展，都发挥了积极的指导作用。2023 年，中国药膳研究会批准团体标准《常用特色药膳技术指南（第一批）》(T/ZGYSYJH 002–2023）发布，本团体标准的修订完善，使其更为严谨、规范，并具有更强的操作性，可以更好地满足从业人员和社会民众的工作、生活需求。本书参照《常用特色药膳技术指南（第一批）》(T/ZGYSYJH 002–2023）对 17 道药食同源药膳进行介绍。

1. 莲子荷叶蒸湖鸭

【原料】

食药物质：莲子（去心）5 克，推荐产于湖南地区的道地药材。荷叶（鲜）1 张，全国大部分地区有产。

主料：湖鸭肉 100 克，推荐产于江苏、浙江、安徽等地区的道地药材。

辅料：干香菇 8 克，推荐产于安徽、福建、浙江、湖南、湖北、河南、江西、四川、云南、贵州、海南、广东、广西、陕西、甘肃等地区的道地药材，河南、福建产的香菇、花菇质量较好。

调料：淀粉、蚝油、料酒、胡椒粉、葱、姜、香油、食盐、白糖各适量。

【制作方法】莲子与干香菇用温水泡发；荷叶洗净；鸭肉砍小块，加淀粉、蚝油、料酒、胡椒粉、白糖、食盐、葱、姜、香油腌制入味。干香菇切小块，与莲子、腌制好的鸭肉拌匀，用鲜荷叶包裹封严，入蒸箱蒸至鸭肉软烂即可。

【食养作用】清热解暑，补阳益气。

【适宜人群】适用于暑伤津气人群的食养调理。亚健康或健康人群可用作日常食养保健调理。

【不适宜人群】素体虚寒、腹痛腹胀者慎食。

2. 天麻氽鱼片

【原料】

食药物质：天麻3克，推荐产于四川广元、陕西宁强、吉林浑江、湖北神农架等地区的道地药材；以质地坚硬、沉重，一端有红棕色干枯芽苞（鹦哥嘴），另一端有圆脐形瘢痕（圆盘底），断面明亮、无空心者为佳。

主料：鱼片，以扁形阔腹、大口细鳞、斑纹鲜明的鳜鱼为佳。

辅料：豆苗5克，以新鲜、颜色鲜明、质地柔软者为佳。鸡蛋1个，以新鲜、家养柴鸡蛋为佳。牛奶20克，以新鲜的纯牛奶为佳。

调料：淀粉、料酒、胡椒粉、食盐、葱、姜各适量。

【制作方法】鱼片用料酒、食盐、葱、姜腌渍入味；鸡蛋取蛋清加入淀粉调成糊，放入腌好的鱼片抓匀；天麻用清水发透。锅内加水约400毫升烧开后，加入天麻煮10分钟，放入浆好的鱼片，氽至鱼肉变白后，加入牛奶，以及食盐、胡椒粉调好口味，放入豆苗即可。

【食养作用】平抑肝阳，息风定眩。

【适宜人群】适用于肝阳上亢、肝风内动人群调理。亚健康或健康人群可用作日常食养调理。

【不适宜人群】体内寒湿盛者慎食，天麻过敏体质者及孕妇、哺乳期妇女及婴幼儿不推荐食用。

3. 百山灌藕

【原料】

食药物质：生百合6克，推荐产于湖南、浙江、四川、江苏、安徽、陕西、河南等地区的道地药材。山药10克，推荐产于河南温县、武陟、沁阳、孟州等地区的道地药材。茯苓6克，推荐产于河北、河南、山东、浙江、福建、安徽、广东、广西、湖南、湖北、四川、贵州、云南、山西等地区的道地药材。大枣5克，以有光泽、手握有弹性、有浓郁的枣香味、色泽均匀者为佳。蜂蜜10克，以半透明、带光泽、浓稠状、白色至淡黄色或橘黄色至黄褐色、久置或遇冷渐有白色颗粒状结晶析出、气芳香者为佳。

主料：鲜莲藕200克，以外皮呈黄褐色、肉肥厚而白者为佳；如果发黑、有异味，则不宜食用。

辅料：牛奶适量，以新鲜的纯牛奶为佳。

【制作方法】将生百合、山药、去核大枣研烂，与茯苓研末调匀，加蜂蜜再研磨极细，拌入牛奶令稀稠适中后灌入莲藕孔中，令孔皆满。将藕头的藕孔堵住，再用竹签固定结实，上屉蒸至藕软糯即成。注意煮莲藕时忌用铁器，以免引起食物发黑。

【食养作用】润肺健脾，养心安神。

【适宜人群】适用于燥邪犯肺、心气两虚人群的食养调理。亚健康或健康人群可用作日常食养调理。

【不适宜人群】风寒咳嗽、脾胃虚寒者慎食。

4. 板栗烧鸡块

【原料】

食药物质：肉豆蔻 2 克，推荐产于广东、广西、云南等地区的道地药材。枸杞子 5 克，推荐产于宁夏地区的道地药材。

主料：鸡肉 100 克，鸡以生长 1 年内的活鸡为佳。板栗 30 克，以果肉淡黄、光滑，味道甘甜、芳香者为佳。

调料：食用油、淀粉、料酒、酱油、胡椒粉、食盐、葱、姜各适量。

【制作方法】将鸡肉砍成块；板栗仁洗净蒸软；葱切段、姜切片备用。食用油倒入锅中烧六成热时，下葱、姜炒香，倒入鸡块炒干水气，加料酒、清水、食盐、酱油，烧至八成熟后，再放入板栗仁、枸杞子、肉豆蔻，煨至鸡块软烂，调入胡椒粉炒匀，勾芡即可。

【食养作用】健脾补肾，益气温中。

【适宜人群】适用于脾肾两虚人群的食养调理，症见食欲不振、腰酸、乏力、气短、畏寒。健康或亚健康人群可用作日常食养调理。

【不适宜人群】食滞胃肠、阴虚火旺者慎食。

5. 葛粉羹

【原料】

食药物质：葛根（粉）15 克，推荐产于安徽、湖北、陕西、重庆、河南等地区的道地药材。淡豆豉 3 克，推荐产于广东罗定、阳江地区的道地药材。菊花 1 克，推荐产于浙江、安徽、河南、四川等地区的道地药材。

【制作方法】将淡豆豉、菊花放入清水中，小火煮 20 分钟后去残渣取汁，大火烧沸。将葛根粉加水调成芡汁加入其中，煮成羹状即可。

【食养作用】疏风清热，解肌生津。

【适宜人群】适用于风热犯表、津伤化燥人群的食养调理。健康或亚健康人群可用作日常食养调理。

【不适宜人群】外感风寒、脾胃虚寒者忌食。

6. 山药汤

【原料】

食药物质：山药（鲜）30克，推荐产于河南温县、武陟、沁阳、孟州地区的道地药材。杏仁（甜）5克，推荐产于黑龙江、吉林、辽宁、内蒙古东部、山西、河北、陕西等地区的道地药材。

主料：小米25克，推荐产于甘肃、宁夏、内蒙古等地区的道地药材，以米粒较小、颜色金黄、有光泽者为佳。

辅料：牛奶50克。

调料：白糖适量。

【制作方法】鲜山药去皮，洗净切片；小米洗净，炒至干香；甜杏仁炒熟研碎。将山药、小米、甜杏仁加适量的清水煮沸至稍稠，加牛奶、白糖调匀即可食用。

【食养作用】健脾益气，润肺补虚。

【适宜人群】适用于脾气虚或脾肺两虚人群的食养调理。健康或亚健康人群可用作日常食养保健。

【不适宜人群】有实邪者忌食，常表现为面红目赤、痰多气粗、脘腹痞满、痞块藏积、腹痛拒按、便秘溲赤等症。

7. 白胡椒炖猪肚

【原料】

食药物质：胡椒（白）1克，推荐产于广东、广西、云南等地区的道地药材；以表面灰白色或淡黄色、平滑、球形、气芳香、味辛辣者为佳。

主料：猪肚75克，以有弹性，组织坚实，黏液较多，外表白色、略带浅黄者为佳；以内部无硬粒、硬块者为良。

调料：食盐适量。

【制作方法】猪肚切丝，焯水后捞出备用；白胡椒研碎成粉备用。砂锅中加入猪肚、白胡椒粉，加水适量，大火煮沸，小火慢炖至肚丝软烂，加食盐调味即可。

【功效】温中暖胃，行气止痛。

【适宜人群】适用于脾胃虚寒人群的食养调理。健康或亚健康人群可用作日常食养调理。

【不适宜人群】胃火炽盛者慎食。

8. 神仙鸭

【原料】

食药物质：白果 49 枚，推荐产于河南、山东、四川、广西等地区的道地药材；有小毒，忌生食。莲子 49 枚，推荐产于湖南、福建、江苏、浙江等地区的道地药材；以圆形或类圆形、浅黄色或红棕色、具绿色莲心者为佳。大枣（去核）49 枚，推荐产于河北、河南、山东、四川等地区的道地药材；以皮色紫红、有光泽，果形均匀者为良。

新食品原料：人参 3 克，5 年及 5 年以下人工种植，推荐产于吉林、辽宁等地区的道地药材。

主料：白条鸭 1 只（约 1000 克）。

辅料：料酒 10 克，酱油 10 克。

【制作方法】先在鸭皮上用竹签戳些小孔，再将料酒和酱油调匀，涂在鸭皮和腹内搓匀；人参研末，将大枣、莲子、白果装在碗内，撒入人参粉调匀备用。将用人参粉调好的大枣、莲子、白果填入鸭腹（量大时可用单层纱布包成药包填入），上笼蒸至鸭肉软烂脱骨即成。

【食养作用】健脾益气，和胃补虚。

【适宜人群】适用于脾胃气虚人群的食养调理。健康或亚健康人群可用作日常食养调理。

【不适宜人群】胃肠食滞及外感者慎食，孕妇、哺乳期妇女及 14 周岁以下儿童不宜食用。

9. 健脾益气粥

【原料】

食药物质：生黄芪 3 克，推荐产于山西、内蒙古等地区的道地药材。党参 3 克，推荐产于东北地区及山西、甘肃的道地药材。茯苓 3 克，推荐产于安徽、湖北、河南、云南等地区的道地药材。薏苡仁 5 克，推荐产于福建、河北、辽宁等地区的道地药材。大枣 10 克，以色具光泽、手握有弹性、有浓郁的枣香味、色泽均匀者为佳。

主料：大米 20 克，以色泽清白或精白，色具光泽、基本透明者为佳。

【制作方法】黄芪、党参、伏苓洗净后装入纱布包内，与洗净的薏苡仁、大枣、大米放入锅中，加入适量清水浸泡 40 分钟。大火煮开后改用小火熬煮，待粥快熟时取出纱布包即可。

【食养作用】健脾益气，利温和胃。

【适宜人群】适用于脾气亏虚人群的食养调理。健康或亚健康人群可用作日常食养调理。

【不适宜人群】脾胃气滞者及糖尿病患者慎食，孕妇、哺乳期妇女及婴幼儿不推荐食用。

10. 滋养胃阴粥

【原料】

食药物质：铁皮石斛 3 克，推荐产于安徽、浙江等地区的道地药材。玉竹 3 克。枸杞子 3 克。

主料：大米 25 克，以色泽清白或精白，色具光泽、基本透明者为佳。

调料：冰糖适量。

【制作方法】铁皮石斛、玉竹洗净后装入纱布包内，与洗净的大米放入锅中，加入适量清水浸泡 40 分钟。大火煮开后改用小火熬煮，待粥煮至七成熟时放入适量冰糖及洗净的枸杞子熬至粥成，取出纱布包即可。

【食养作用】滋养胃阴，清热和胃。

【适宜人群】适用于胃阴亏虚证人群的食养调理，常表现为胃痛隐作、灼热不适、嘈杂似饥、食少口干、大便干燥、舌红少津、脉细数。亚健康或健康人群可用作日常食养调理。

【不适宜人群】湿浊内盛者及糖尿病患者慎食，孕妇、哺乳期妇女及婴幼儿不推荐食用。

11. 当归生姜羊肉汤

【原料】

食药物质：当归 1.5 克，推荐产于甘肃、云南等地区的道地药材；以头肥身大、尾须少、外皮金黄或偏棕色、肉质饱满、断面白色、药香浓郁、味甘者为佳。生姜 6克，推荐产于四川、贵州、浙江、山东等地区的道地药材，以四川、贵州产出者品质为最佳，以皮色金黄、水分适中、气味浓郁者为佳。

主料：羊肉 75 克，推荐产于甘肃、宁夏、内蒙古等地区的道地药材，以膻腥气味淡者为佳。

辅料：葱 3 克，料酒 5 毫升，食盐适量。

【制作方法】羊肉切块，焯水备用；当归用清水洗净，葱姜切片备用。把羊肉、当归、葱、料酒同放砂煲内，加开水适量，大火煮沸后改用小火煲 1 小时左右，放适量食盐调味即可。

【食养作用】温中补虚，养血散寒。

【适宜人群】适用于阳虚人群食养调护。健康或亚健康人群可用作日常食养调理。

【不适宜人群】阴虚火旺、内有蕴热者及有出血倾向者慎食。

12. 加味甘麦大枣羹

【原料】

食药物质：大枣（去核）6 克，推荐产于河北、河南、山东、四川、贵州等地区的道地药材；以色红、肉厚、饱满、核小、味甜者为佳。百合 10 克，推荐产于湖南、浙江、江苏、陕西、四川、安徽、河南等地区的道地药材；以瓣匀、色黄白、肉厚、质坚、筋少者为佳。甘草 1 克，推荐产于内蒙古、甘肃等地区的道地药材。

主料：小麦 50 克，推荐产于山东、河南、河北、江苏、安徽等地区的道地药材；以颗粒饱满、颜色透亮、味佳微甜、无异味者为佳。

辅料：鸡蛋 1 个，以外壳光泽且挂有白霜者为佳。

【制作方法】小麦洗净，提前浸泡；甘草洗净，煎取汁液；大枣、百合洗净切碎；鸡蛋取蛋黄搅匀备用。将小麦、大枣及百合加入甘草汁中共煮，待小麦软烂后倒入蛋黄液搅匀成糊状即成。

【食养作用】养心安神，益气补血。

【适宜人群】适用于心神劳伤人群的食养调理。健康或亚健康人群可用作日常食养调理。

【不适宜人群】湿浊内盛或有湿热者慎食。

13. 清爽茶

【原料】

食药物质：荷叶 3 克，推荐产于湖南、福建、江苏、浙江等地区的道地药材。山楂 5 克，推荐产于河南、山东、河北等地区的道地药材。

主料：普洱茶 2 克，推荐云南普洱茶。

【制作方法】荷叶、山楂洗净切丝备用。将荷叶丝、山楂丝、普洱茶放入茶杯中，冲入少量沸水，轻晃数次后迅速倒掉以洗茶。将 90 ℃以上热水冲入茶杯，盖上盖子，浸泡 10 分钟后即可饮用。

【食养作用】清热活血，降浊消脂。

【适宜人群】适用于血瘀浊脂人群的食养调理。健康或亚健康人群用作日常保健。

【不适宜人群】无瘀浊积滞者及孕妇慎饮。

14. 九月肉片

【原料】

食药物质：菊花 1 克，推荐产于河南、安徽、浙江等地区的道地药材；以花朵完整、颜色鲜艳、气清香、无杂质的新鲜白菊花为佳。

主料：瘦猪肉 100 克，以颜色呈淡红色或鲜红色、脂肪层厚度适宜且呈洁白色的安全优质猪肉为佳。

辅料：鸡蛋 1 个，以外壳有一层白霜粉末、用手擦时不是很光滑、外形完整的鲜蛋为佳。

调料：食用油、淀粉、料酒、鸡汤、胡椒粉、白糖、食盐、葱、姜、香油适量。

【制作方法】将瘦猪肉去筋膜切成薄片；菊花洗净后煎取浓汁备用；葱、姜洗净后分别切段、切片；鸡蛋去蛋黄留清备用。肉片用蛋清、食盐、料酒、胡椒粉、淀粉调匀浆好。用食盐、白糖、鸡汤、胡椒粉、淀粉、香油勾兑成调料汁。炒锅置大火上烧热，放入适量食用油烧热，下葱、姜炒香后，放入肉片，烹料酒，倒入调料汁和菊花浓汁炒匀即可。

【食养作用】平肝祛风，清热明目。

【适宜人群】适用于肝经风热之视疲劳者的食养调护。亚健康或健康人群用作日常食养调理。

【不适宜人群】外感风寒或素体虚寒者慎食。

15. 银杞明目汤

【食药物质】枸杞子 3 克，推荐产于宁夏地区的道地药材；以果皮柔韧、皱缩，果肉厚、柔润而有黏性，气微，味甜、微酸者为佳。菊花 1 克，以朵大、色黄白、气香浓者为佳。

主料：鸡肝 50 克，以色紫红、质细嫩者为佳。银耳 2 克，推荐产于四川地区的道地药材；以实体纯白色至乳白色、柔软洁白、半透明、富有弹性者为佳。

调料：料酒、姜、食盐、香油各适量。

【制作方法】鸡肝洗净，切成薄片焯水备用；银耳洗净，撕成小片焯水备用；菊花煎取浓汁备用；枸杞子洗净备用；姜去外皮切末备用。锅内放入清水烧开，加入适量食盐及料酒，再下入姜末、银耳、枸杞子烧沸后撇去浮沫，加入菊花浓汁稍煮，最后下入鸡肝，点少许香油即可。

【食养作用】补肝益肾，滋阴明目。

【适宜人群】适用于肝肾不足、阴血亏虚之视疲劳者的食养调护。健康或亚健康人群可用作日常食养调理。

【不适宜人群】外感风寒或素体虚寒者及高脂血症者慎食。

16. 黄芪羊脖粥

【原料】

食药物质：黄芪 5 克，推荐产于山西地区的道地药材；以坚实、色黄、绵软者为佳。陈皮 2 克，推荐产于广东地区的道地药材；以色红、日久、气味辛香者为佳。草果 2 克，推荐产于云南、广西、贵州等地区的道地药材；以个大、气味辛香者为佳。小茴香 1 克，以质地饱满、颗粒均匀、芳香浓郁、色泽黄绿、无柄梗者为佳。

主料：羊脖 120 克，以膻腥气味淡者为佳。大米 10 克，以色泽呈清白或精白，色具光泽、基本透明者为佳。大麦 20 克，以颗粒饱满者为佳。

调料：食盐、葱、姜、蒜各适量。

【制作方法】将黄芪、大麦清水泡透备用；羊脖洗净焯水；将黄芪、陈皮、草果、小茴香、葱、姜、蒜放入纱布包。羊脖、纱布包加清水熬至羊脖肉软烂后，将羊脖肉和纱布包取出。汤中放入大麦熬 30 分钟后，再放入大米熬煮成粥，最后放入羊脖肉煮 5 分钟，调适量食盐即可。

【食养作用】益气养血，健脾温肾。

【适宜人群】适用于气血亏虚、脾肾两虚证人群的食养调护。亚健康或健康人群可用作日常食养调理。

【不适宜人群】外感风寒或素体虚寒者及高脂血症者慎食。

17. 牛肉炖海带

【原料】

食药物质：昆布（海带）8 克，以边缘整齐、质厚、无杂质者为佳。陈皮 0.5 克，推荐产于广东地区的道地药材；以色红、日久、气味辛香者为佳。草果 0.5 克，推荐产于云南、广西、贵州等地区的道地药材；以个大、气味辛香者为佳。小茴香 0.5 克，以质地饱满、颗粒均匀、芳香浓郁、色泽黄绿、无柄梗者为佳。花椒 0.5 克，推荐产于陕西地区的道地药材；以鲜红、光艳、皮细、均匀、无杂质者为佳。肉豆蔻 0.5 克，推荐产于马来西亚、印度尼西亚、巴西等地区的道地药材；以个大、体重、坚实、香浓者为佳。丁香 0.5 克，推荐产于广东地区的道地药材；以个大、粗壮、鲜紫棕色、香气强烈、油多者佳。肉桂 0.5 克，推荐产于广西地区的道地药材；以外表细致、皮厚休重、不破碎、油性大、香气浓者为佳。

主料：牛肉 100 克，以肥瘦相间的牛腰板肉为佳。

调料：葱、姜、蒜、食盐各适量。

【制作方法】将牛肉切块焯水捞出；海带泡发好后切丝。将陈皮、草果、小茴香、花椒、肉豆蔻、肉桂、丁香放入纱布包中，与牛肉、海带丝一起放入锅中，加适量水及葱、姜、蒜同炖，待牛肉软烂后将纱布包取出，加适量食盐调味即可。

【食养作用】补中益气，暖胃消滞。

【适宜人群】适用于脾胃虚寒人群的食养调理。亚健康或健康人群可用作日常食养调理。

【不适宜人群】阴虚火旺者及不宜高碘食物者慎食。

药食同源中药的功效及使用推荐

原料名称	植物 / 动物名	性味归经	功效	体质推荐	使用推荐
丁香	丁香 *Eugenia caryophyllata* Thunb.	味辛，性温。归胃经、脾经、肺经、肾经	温中降逆、补肾助阳	阳虚体质	调味料
八角茴香	八角茴香 *Illicium verum* Hook. F.	味辛，性温。归肝经、脾经、肾经、胃经	理气止痛、温阳散寒	阳虚体质、气郁体质	调味料
刀豆	刀豆 *Canavalia gladiata*（Jacq.）DC.	味甘，性温。归胃经、肾经	降气止呃、温肾助阳	气郁体质	炒食
小茴香	小茴香 *Foeniculum vulgare* Mill.	味辛，性温。归肝经、脾经、肾经、胃经	理气和胃、散寒止痛	气郁体质、痰湿体质	调味料
小蓟	小蓟 *Cirsium arvense* var. *integrifolium* Wimm. & Grab.	味苦、甘，性凉。归心经、肝经	凉血止血、祛瘀消肿		煎汤代茶
山药	薯蓣 *Dioscorea polystachya* Turcz.	味甘，性平。归脾经、肺经、肾经	生津益肺、养胃补脾、补肾涩精	气虚体质、痰湿体质	蒸、炒、炖汤
山楂	山楂 *Crataegus pinnatifida* Bunge	味酸、甘，性微温。归胃经、脾经、肝经	健胃消食、行气散瘀	血瘀体质、痰湿体质	直接食用、蒸
马齿苋	马齿苋 *Portulaca oleracea* L.	味酸，性寒。归肝经、大肠经	清热解毒、凉血止血	湿热体质	直接食用、凉拌
乌梢蛇	乌梢蛇 *Zaocys dhumnades*（Cantor）	味甘，性平。归肝经	祛风支翳、解毒消肿		泡酒
乌梅	梅 *Prunus mume* Siebold & Zucc.	味酸、涩，性平。归脾经、肺经、肝经、大肠经	敛肺、涩肠、生津、安蛔		煲汤
木瓜	木瓜 *Chaenomeles speciosa*（Sweet）Nakai	味酸，性温。归肝经、脾经	平肝舒筋、和胃化湿	痰湿体质	直接食用、煲汤

续表

原料名称	植物 / 动物名	性味归经	功效	体质推荐	使用推荐
火麻仁	大麻 ***Cannabis sativa*** L.	味甘，性平。归脾经、胃经、大肠经	润肠通便	阴虚体质	直接食用
代代花	酸橙 ***Citrus*×*aurantium*** Siebold & Zucc. ex Engl.	味苦、甘，性寒。归肝经、胃经、心包经	理气宽胸、开胃止呕	气郁体质	泡茶
玉竹	玉竹 ***Polygonatum odoratum***（Mill.）Druce	味甘，性微寒。归肺经、胃经	养阴润燥、生津止渴	阴虚体质	煲汤
甘草	甘草 ***Glycyrrhiza uralensis*** Fisch.、胀果甘草 ***Glycyrrhiza inflata*** Batalin、光果甘草 ***Glycyrrhiza glabra*** L.	味甘，性平。归心经、肺经、脾经、胃经	清热解毒、润肺止咳	气虚体质	调味料
白芷	白芷 ***Angelica dahurica***（Fisch. ex Hoffm.）Benth. & Hook. f. ex Franch. & Sav.、杭白芷 ***Angelica dahurica*** 'Hangbaizhi' C. Q. Yuan & Shan	味辛，性温。归胃经、大肠经、肺经	散风除湿、通窍止痛、消肿排脓		煲汤
白果	银杏 ***Ginkgo biloba*** L.	味甘、苦、涩，性平；有毒。归肺经、肾经	敛肺定喘、止带缩尿	痰湿体质	炒食
白扁豆	白扁豆 ***Dolichos lablab*** L.	味甘，性微温。归脾经、胃经	健脾化湿、和中消暑		
白扁豆花	白扁豆 ***Dolichos lablab*** L.	味甘、淡，性平。归胃经、脾经、大肠经	补脾和中、化湿		煲汤、炒食
龙眼肉	龙眼 ***Dimocarpus longan*** Lour.	味甘，性温。归心经、脾经	补益心脾、养血安神	气虚体质	直接食用、煲汤

续表

原料名称	植物 / 动物名	性味归经	功效	体质推荐	使用推荐
决明子	钝叶决明 *Senna obtusifolia*（L.）H. S. Irwin & Barneby、决明 *Senna tora*（L.）Roxb.	味甘、苦、咸，性微寒。归肝经、大肠经	清热明目、润肠通便		泡茶
百合	卷丹 *Lilium lancifolium* Ker Gawl.、百合 *Lilium brownii* var. *viridulum* Baker、细叶百合 *Lilium pumilum* Redouté	味甘，性寒。归心经、肺经	养阴润肺、清心安神	阴虚体质	煲汤、炒食
肉豆蔻	肉豆蔻 *Myristica fragrans* Houtt.	味辛，性温。归脾经、大肠经	温中行气、涩肠止泻	阳虚体质、气郁体质	调味料
肉桂	肉桂 *Cinnamomum cassia* Presl	味辛、甘，性大热。归肾经、脾经、心经、肝经	补火助阳、引火归原、散寒止痛、活血通经	阳虚体质	调味料、煲汤
余甘子	余甘子 *Phyllanthus emblica* L.	味甘、酸、涩，性凉。归肺经、胃经	健胃消食、生津止咳、清热凉血		调味料
佛手	佛手 *Citrus medica* L. var. *sarcodactylis* Swingle	味辛、苦、酸，性温。归肝经、脾经、胃经、肺经	顺气化痰、疏肝健脾、和胃	气郁体质	泡茶
苦杏仁	山杏 *Prunus armeniaca* L. var. *ansu* Maxim.、西伯利亚杏 *Prunus sibirica* L.、东北杏 *Prunus mandshurica*（Maxim.）Koehne、杏 *Prunus armeniaca* L.	味苦，性微温；有小毒。归肺经、大肠经	祛痰止咳、平喘、润肠		炒、烘焙
沙棘	沙棘 *Hippophae rhamnoides* L.	味酸、涩，性温。归脾经、胃经、肺经、心经	止咳祛痰、消食化滞、活血散瘀	气虚体质、阴虚体质	榨汁饮
牡蛎	长牡蛎 *Ostrea gigas* Thunberg、大连湾牡蛎 *Ostrea talienwhanensis* Crosse、近江牡蛎 *Ostrea rivularis* Gould	味咸，性微寒。归肝经、胆经、肾经	重镇安神、潜阳补阴、软坚散结	阴虚体质	菜品原料

续表

原料名称	植物 / 动物名	性味归经	功效	体质推荐	使用推荐
芡实	芡 *Euryale ferox* Salisb.	味甘、涩，性平。归脾经、肾经	益肾固精、补脾止泻、祛湿止带		熬粥、煲汤
花椒	青椒 *Zanthoxylum schinifolium* Sieb. et Zucc.、花椒 *Zanthoxylum bungeanum* Maxim.	味辛，性温。归脾经、胃经、肾经	温中止痛、杀虫止痒		调味料
赤小豆	赤小豆 *Vigna umbellata* Ohwi et Ohashi、赤豆 *Vigna angularis* Ohwi et Ohashi	味甘，性平。归心经、小肠经	利水消肿、解毒排脓	阳虚体质	熬粥、甜品
阿胶	驴 *Equus asinus* L.	味甘，性平。归肺经、肝经、肾经	补血滋阴、润燥、止血	阴虚体质	点心、甜品
鸡内金	家鸡 *Gallus gallus* domesticus Brisson	味甘，性平。归脾经、胃经、小肠经、膀胱经	健胃消食、涩精止遗		炒、炖
麦芽	大麦 *Hordeum vulgare* L.	味甘，性平。归脾经、胃经	行气消食、健脾开胃、退乳消胀	气虚体质	泡茶
昆布	海带 *Laminaria japonica* Aresch.、昆布 *Ecklonia kurome* Okam.	味咸，性寒。归肝经、胃经、肾经	消痰软坚、利水退肿	痰湿体质	拌菜、炒食
枣、大枣、黑枣	枣 *Ziziphus jujuba* Mill.	枣：味甘，性温，归脾经、胃经、心经。大枣：味甘，性温，归脾经、胃经、心经。黑枣：味甘，性温，归脾经、胃经	补中益气、养血安神	气虚体质	直接食用、煮粥、煲汤
罗汉果	罗汉果 *Siraitia grosvenorii* （Swingle）C. Jeffrey ex Lu et Z. Y. Zhang	味甘，性凉。归肺经、大肠经	清热润肺、滑肠通便	阴虚体质	泡茶

续表

原料名称	植物 / 动物名	性味归经	功效	体质推荐	使用推荐
郁李仁	欧李 ***Prunus humilis*** Bge.、郁李 ***Prunus japonica*** Thunb.、长柄扁桃 ***Prunus pedunculata*** Maxim.	味辛、苦、甘，性平。归脾经、大肠经、小肠经	润燥滑肠、下气、利水	气郁体质	熬粥
金银花	忍冬 ***Lonicera japonica*** Thunb.	味甘，性寒。归肺经、心经、胃经	清热解毒、凉散风热	湿热体质	泡茶
青果	橄榄 ***Canarium album*** Raeusch.	味甘、酸，性平。归肺经、胃经	清肺利咽、清热解毒、生津		泡茶、水煎
鱼腥草	蕺菜 ***Houttuynia cordata*** Thunb.	味辛，性微寒。归肺经	清热解毒、消痈排脓、利尿通淋	湿热体质	凉拌
姜（生姜、干姜）	姜 ***Zingiber officinale*** Rosc.	生姜：味辛，性微温。归肺经、脾经、胃经。干姜：味辛，性热，归胃经、脾经、肾经、心经、肺经	温中止呕、解表散寒、化痰止咳	阳虚体质	调味品
枳椇子	枳椇 ***Hovenia acerba*** Lindl.	味甘，性平	解酒毒、止渴除烦、止呕、利大小便	阴虚体质、湿热体质	煮汤
枸杞子	宁夏枸杞 ***Lycium barbarum*** L.	味甘，性平。归肝经、肾经	滋补肝肾、益精明目	阳虚体质、阴虚体质、气虚体质	直接食用、煲汤
栀子	栀子 ***Gardenia jasminoides*** Ellis	味苦，性寒。归心经、肺经、三焦经	清热利尿、泻火除烦、凉血解毒	湿热体质	做成糕点、熬粥、煲汤
砂仁	阳春砂 ***Amomum villosum*** Lour.、绿壳砂 ***Amomum villosum*** Lour. var. ***xanthioides*** T. L. Wu et Senjen、海南砂 ***Amomum longiligulare*** T. L. Wu	味辛，性温。归胃经、脾经、肾经	温脾止泻、化湿开胃、理气安胎	阳虚体质、气郁体质	熬粥、煲汤

续表

原料名称	植物 / 动物名	性味归经	功效	体质推荐	使用推荐
胖大海	胖大海 *Sterculia lychnophora* Hance	味甘，性寒。归肺经、大肠经	清热润肺、利咽解毒、润肠通便	痰湿体质	泡茶
茯苓	茯苓 *Poria cocos*（Schw.）Wolf	味甘、淡，性平。归肺经、脾经、心经、肾经	健脾宁心、利水渗湿	痰湿体质	做成糕点、点心，熬粥
香橼	枸橼 *Citrus medica* L.、香圆 *Citrus wilsonii* Tanaka	味辛、苦、酸，性温。归肝经、脾经、肺经	疏肝理气、宽中、化痰	气郁体质	煮药、调味料、泡茶、泡酒
香薷	石香薷 *Mosla chinensis* Maxim.、江香薷 *Mosla chinensis* ‘Jiangxiangru’	味辛，性微温。归肺经、胃经	发汗解表、和中利湿		水煎代茶
桃仁	桃 *Prunus persica*（L.）Batsch、山桃 *Prunus davidiana*（Carr.）Franch.	味苦、甘，性平。归心经、肝经、大肠经	活血祛瘀、润肠通便	血瘀体质	煲汤
桑叶	桑 *Morus alba* L.	味甘、苦，性寒。归肺经、肝经	清肺润燥、疏散风热、清肝明目		泡茶
桑椹	桑 *Morus alba* L.	味甘、酸，性寒。归心经、肝经、肾经	滋阴养血、生津、润肠	阴虚体质	直接食用、熬粥
橘红	橘 *Citrus reticulata* Blanco 及栽培变种	味辛、苦，性温。归肺经、脾经	消痰、利气、宽中、散结	气郁体质	煲汤
桔梗	桔梗 *Platycodon grandiflorus*（Jacq.）A. DC.	味辛、苦，性平。归肺经	宣肺、利咽、祛痰、排脓		凉茶原料
益智仁	益智 *Alpinia oxyphylla* Miq.	味辛，性温。归脾经、肾经	温脾、暖肾、固气、涩精	阳虚体质	煲汤、熬粥
荷叶	莲 *Nelumbo nucifera* Gaertn.	味苦，性平。归肝经、脾经、胃经	清热解暑、升发清阳、凉血止血	湿热体质	泡茶

续表

原料名称	植物 / 动物名	性味归经	功效	体质推荐	使用推荐
莱菔子	萝卜 *Raphanus sativus* L.	味辛、甘，性平。归脾经、肺经、胃经	降气化痰、消食除胀	气郁体质、痰湿体质	煎汤
莲子	莲 *Nelumbo nucifera* Gaertn.	味甘、涩，性平。归脾经、肾经、心经	益肾涩精、补脾止泻、养心安神	痰湿体质	煮粥、煲汤
高良姜	高良姜 *Alpinia officinarum* Hance	味辛，性热。归脾经、胃经	温胃散寒、消食止痛	阳虚体质	煎汤
淡竹叶	淡竹叶 *Lophatherum gracile* Brongn.	味甘、淡，性寒。归心经、胃经、小肠经	清热除烦、利尿		泡茶
淡豆豉	大豆 *Glycine max*（L.）Merr.	味苦、辛，性凉。归肺经、胃经	解表、除烦、宣发郁热		调味品
菊花	菊 *Chrysanthemum morifolium* Ramat.	味甘、苦，性微寒。归肺经、肝经	散风清热、平肝明目	湿热体质	泡茶
菊苣	毛菊苣 *Cichorium glandulosum* Boiss.et Huet、菊苣 *Cichorium intybus* L.	味微苦、咸，性凉。归肝经、胆经、胃经	清肝利胆、健胃消食、利尿消肿	气虚体质、阴虚体质	炒食
黄芥子	白芥 *Sinapis alba* L.、芥 *Brassica juncea*（L.）Czern. et Coss.	味辛，性温。归肺经	温肺豁痰利气、散结通络止痛		调味料
黄精	滇黄精 *Polygonatum kingianum* Coll. et Hemsl.、黄精 *Polygonatum sibiricum* Red.、多花黄精 *Polygonatum cyrtonema* Hua	味甘，性平。归脾经、肺经、肾经	补气养阴、健脾、润肺、益肾	气郁体质	泡酒、煲汤
紫苏	紫苏 *Perilla frutescens*（L.）Britton	味辛，性温。归肺经、脾经	解表散寒、行气和胃		凉拌、炒食
紫苏子	紫苏 *Perilla frutescens*（L.）Britt.	味辛，性温。归肺经	降气消痰、平喘、润肠	气郁体质	调味料
葛根	野葛 *Pueraria lobata*（Willd.）Ohwi	味甘、辛，性凉。归脾经、胃经、肺经	解肌退热、生津、透疹、升阳止泻		煲汤、泡茶

续表

原料名称	植物 / 动物名	性味归经	功效	体质推荐	使用推荐
黑芝麻	芝麻 *Sesamum indicum* L.	味甘，性平。归肝经、肾经、大肠经	补肝肾、益精血、润肠燥	阴虚体质	炒食，菜品辅料
黑胡椒	胡椒 *Piper nigrum* L.	味辛，性热。归胃经、大肠经	温中散寒、下气、消痰	阳虚体质	调味品
槐花	槐 *Sophora japonica* L.	味苦，性微寒。归肝经、大肠经	凉血止血、清肝泻火		泡茶
槐米	槐 *Sophora japonica* L.	味苦，性微寒。归肝经、大肠经	凉血止血、清肝泻火		泡茶
蒲公英	蒲公英 *Taraxacum mongolicum* Hand.-Mazz.	味苦、甘，性寒。归肝经、胃经	清热解毒、消肿散结、利尿通淋	痰湿体质	煎汤
榧子	榧 *Torreya grandis* Fort.	味甘，性平。归肺经、胃经、大肠经	杀虫消积、润燥通便		直接食用
酸枣仁	酸枣 *Ziziphus jujuba* var. *spinosa*(Bunge) Hu ex H. F. Chow	味甘、酸，性平。归肝经、胆经、心经	补肝、宁心、敛汗、生津	阴虚体质	泡茶
鲜白茅根	白茅 *Imperata cylindrica* (L.) P. Beauv.	味甘，性寒。归肺经、胃经、膀胱经	凉血止血、清热利尿	阴虚体质	水煎代茶
鲜芦根	芦苇 *Phragmites australis* (Cav.) Trin. ex Steud.	味甘，性寒。归肺经、胃经	清热生津、除烦、止呕、利尿	湿热体质	水煎代茶
蝮蛇	五步蛇 *Deinagkistrodon acutus*	味苦、咸，性温。归肝经	祛风、通络、攻毒、定惊		泡酒
橘皮	橘 *Citrus reticulata* Blanco 及栽培变种	味辛、苦，性温。归肺经、脾经	开胃理气、止咳润肺	气郁体质	直接食用、泡水喝
薄荷	薄荷 *Mentha canadensis* L.	味辛，性凉。归肺经、肝经	宣散风热		泡茶
薏苡仁	薏苡 *Coix lacryma-jobi* L.	味甘、淡，性凉。归胃经、脾经、肺经	除痹止泻、健脾渗湿、清热排脓	湿热体质	熬粥

续表

原料名称	植物 / 动物名	性味归经	功效	体质推荐	使用推荐
蜂蜜	中华蜜蜂 ***Apis cerana*** Fabricius、意大利蜂 ***Apis mellifera*** Linnaeus	味甘，性平。归肺经、脾经、大肠经	补中、润燥、止痛、解毒	气虚体质、阴虚体质	直接食用、泡茶
薤白	薤白 ***Allium macrostemon*** Bunge	味辛、苦，性温。归心经、肺经、胃经、大肠经	通阳散结、行气导滞	气郁体质	鳞茎可直接食用
覆盆子	华东覆盆子 ***Rubus chingii*** Hu	味甘、酸，性温。归肾经、肝经、膀胱经	益肾、固精缩尿、养肝明目	阳虚体质	泡茶
藿香	藿香 ***Agastache rugosa***（Fisch. & C. A. Mey.）Kuntze	味辛，性微温。归胃经、脾经、肺经	和中止呕、芳香化浊、发表解暑		做香料

附录二

常见药食同源药膳类别

常见类别	适用体质	体质表现	代表药膳
补气类	气虚体质	总体特征：元气不足，说话声音低弱无力，以易疲乏、气短、自汗等气虚表现为主要特征	参芪红枣乳鸽汤、参茸枸杞炖乌龟、长寿益元汤、强身延寿汤、人参炖鸡汤等
		形体特征：肌肉松软不实	
		常见表现：精神不振，容易疲乏，平素语音低弱，气短懒言，易出虚汗，舌边有齿痕，舌淡红，脉弱	
		心理特征：不喜冒险，性格内向	
		发病倾向：易患感冒、内脏下垂等病证，病后康复缓慢	
		对外界环境适应能力：不耐受风、寒、暑、湿邪	
滋阴类	阴虚体质	总体特征：阴液亏少，以手足心热、口燥咽干等虚热表现为主要特征	天门冬膏、百合龙眼粥、莲子小米枸杞子煲海参、玉竹鸽子、沙参炖豆腐、枸杞子天冬羹等
		形体特征：体形偏瘦	
		常见表现：口燥咽干，手足心热，舌红少津，鼻微干，喜冷饮，大便干燥，脉细数	
		心理特征：外向好动，性情急躁，活泼	
		发病倾向：易患失精、虚劳、不寐等病证，感邪易从热化	
		对外界环境适应能力：耐冬不耐夏，不耐受暑、热、燥邪	
温阳类	阳虚体质	总体特征：阳气不足，以手足不温、畏寒怕冷等虚寒表现为主要特征	当归生姜羊肉汤、淫羊藿巴戟天牛肉汤、茴香腰子、锁阳壮阳粥、枸杞猪肝汤、醉虾等
		形体特征：肌肉松软不实	
		常见表现：平素畏冷，手足不温，精神不振，舌淡胖嫩，喜热饮食，脉沉迟	
		心理特征：性格多内向、沉静	
		发病倾向：易患痰饮、肿胀、泄泻等病证，感邪易从寒化	
		对外界环境适应能力：耐夏不耐冬，易感风、寒、湿邪	
理气类	气郁体质	总体特征：气机郁滞，以神情抑郁、忧虑脆弱等气郁表现为主要特征	菠菜蛋花汤、橘皮粳米粥、山药佛手冬瓜汤、菊花鸡肝汤、甘麦大枣粥、茉莉花糖饮、萝卜干炒腊肉等
		形体特征：形体以瘦者为多	
		常见表现：情感脆弱，神情抑郁，烦闷不乐，苔薄白，舌淡红，脉弦	
		心理特征：性格内向不稳定，敏感多虑	
		发病倾向：易患脏燥、梅核气、百合病及郁证等病证	
		对外界环境适应能力：对精神刺激适应能力较差，不适应阴雨天气	

续表

常见类别	适用体质	体质表现	代表药膳
活血化瘀类	血瘀体质	总体特征：血行不畅，以肤色晦暗、舌质紫黯等血瘀表现为主要特征 形体特征：胖瘦均见 常见表现：色素沉着，肤色晦暗，容易出现瘀斑，口唇黯淡，舌黯或有瘀点，舌下络脉紫黯或增粗，脉涩 心理特征：易烦、健忘 发病倾向：易患羸瘦及痛证、血证等病证 对外界环境适应能力：不耐受寒邪	乌贼桃仁汤、山楂内金粥、韭菜鲜藕炒木耳、燕麦粥、芹菜木耳炒藕片、山楂饼、玫瑰茉莉桂圆茶等
化瘀祛湿类	痰湿体质	总体特征：痰湿凝聚，以腹部肥满、形体肥胖、口黏苔腻等痰湿表现为主要特征 形体特征：腹部肥满松软，体形肥胖 常见表现：面部皮肤油脂较多，口黏腻或甜，喜食肥甘甜黏，多汗且黏，胸闷，苔腻，痰多，脉滑 心理特征：性格偏稳重、温和，多善于忍耐 发病倾向：易患鼾症、中风、胸痹等病证 对外界环境适应能力：对梅雨季节及湿重环境适应能力差	扁豆粉葛鲫鱼汤、冬瓜荷叶煲瘦肉、山药茯苓鸡片、雪梨炖银耳、荷叶茶、参芪粥等
清热化湿类	湿热体质	总体特征：湿热内蕴，以面垢油光、口苦、苔黄腻等湿热表现为主要特征 形体特征：形体中等或偏瘦 常见表现：面垢油光，易生痤疮，口苦口干，身重困倦，大便黏滞不畅或燥结，小便短黄，男性易阴囊潮湿，女性易带下增多，舌质偏红，苔黄腻，脉滑数 心理特征：容易心烦气躁 发病倾向：易患疮疖、黄疸、热淋等病证 对外界环境适应能力：对夏末秋初湿热气候、湿重或气温偏高环境较难适应	兔肉薏米煲、薏米瘦肉冬瓜粥、菊花绿豆糕、苦瓜黄豆排骨汤、红豆炖鲫鱼、菊花罗汉果茶等

续表

常见类别	适用体质	体质表现	代表药膳
补血类	血虚体质	总体特征：人体血液质和量不足的状态，女性多于男性，老年人也多见血虚，其不适表现为血虚症状，以心肝血虚为主	龙眼桑椹汤、十全大补汤、八珍汤、糯米阿胶粥、当归补血汤、归参炖母鸡、参枣米饭等
		形体特征：胖瘦均见，消瘦偏多	
		常见表现：面色苍白或萎黄，头发枯黄，唇色及指甲淡白变软、易裂；或起床或起立过快时，易出现头昏眼花，劳累易头痛；或心慌，健忘，失眠多梦；或手足发麻，冬季皮肤干燥瘙痒；或怕冷不怕热；女性月经减少或延迟；舌质淡，脉细无力等	
		心理特征：性格内向、胆怯	
		发病倾向：贫血、痔疮、习惯性便秘；女性则容易患不孕、功能性子宫出血、容貌过早衰老等病证	
		对外界环境适应能力：适应能力差，免疫力较低	
特禀类	特禀体质	总体特征：表现为一种特异性体质，多指由于先天性和遗传因素造成的一种体质缺陷，包括先天性、遗传性的生理缺陷，先天性、遗传性疾病，过敏反应，原发性免疫缺陷等	葱白红枣鸡肉粥、乌梅粥、粳米粥、清炒小白菜、芝麻糊、拔丝苹果、灵芝百合茶等
		形体特征：无特殊，或有畸形，或有先天生理缺陷	
		常见表现：遗传性疾病有垂直遗传，先天性、家族性特征；胎传性疾病为母体影响胎儿个体生长发育及相关疾病特征	
		心理特征：因禀质特异情况而不同	
		发病倾向：过敏体质者易发生药物过敏，易患花粉症等；遗传疾病如血友病、先天愚型等；胎传疾病如五迟、五软、解颅、胎寒、胎热、胎赤、胎惊、胎肥、胎痫、胎弱等	
		对外界环境适应能力：适应能力差，如过敏体质者对易过敏季节适应能力差，易引发宿疾	

参考文献

[1] 阿吉·阿布都热合曼，阿布都吾甫尔阿吉．维吾尔医食疗和药膳在临床治疗中的应用［J］．中国民族医药杂志，2014，20（11）：67-68.

[2] 陈潇，王家祺，张婧，等．国内外新食品原料定义及相关管理制度比较研究［J］．中国食品卫生杂志，2018，30（5）：536-542.

[3] 岑运传，宋振华．保健食品的研制进展［J］．广西预防医学，1999（2）：53-55.

[4] 曹永翔．药膳的产业化与国际化迎来千载难逢的历史发展机遇［J］．食品界，2019（1）：86-89.

[5] 程建明，薛峰，张云羽，等．药食同源产品研发现状、技术关键与对策［J］．南京中医药大学学报，2023，39（9）：814-826.

[6] 单峰，黄璐琦，郭娟，等．药食同源的历史和发展概况［J］．生命科学，2015，27（8）：1061-1069.

[7] 段颖．我国保健食品发展状况与对策研究［D］．沈阳：中国医科大学，2004.

[8] 范保瑞，张悦，刘红玉，等．国内药食同源的产生与应用［J］．医学研究与教育，2018，35（6）：52-64.

[9] 冯秋瑜，施学丽，范丽丽，等．广西壮瑶族药食两用药物资源和药膳调查分析［J］．中国民族医药杂志，2018，24（12）：21-24.

[10] 郭家欣．药食同源理论的基本认识与浅谈［J］．人人健康，2019（17）：279.

[11] 高静．大健康产业背景下中药保健食品发展浅析［J］．现代食品，2023，29（24）：122-124.

[12] 胡春芳，肇楠，冯改静．基于专利文献的药食同源学科发展态势分析［J］．河北农业科学，2020，24（5）：93-96.

[13] 胡真真，邓丽丽，熊忠臣，等．医院药食同源植物科普园规划设计：以桂林市中西医结合医院药食同源科普园为例［J］．现代园艺，2023，46（19）：107-110.

[14] 胡思，王超，孙贵香，等．大健康产业背景下药食同源资源开发的现状与对策研究［J］．湖南中医药大学学报，2021，41（5）：815-820.

[15] 黄惠勇，谢梦洲，张水寒，等．《药食同源药膳标准通则》的研究制定与推广

应用［C］//中国科学技术协会，吉林省人民政府．第十九届中国科协年会第12分会场：标准引领中医药学术创新发展高峰论坛论文集．湖南：湖南中医药大学湖南省药食同源功能性食品工程技术研究中心，2017：2.
［16］健公．宁夏清真食疗药膳［J］．食品与健康，1999（8）：25.
［17］江平安．功能性食品与药食同源之说探析［J］．食品工业科技，1995（3）：68-69.
［18］姜程曦，程锦国，罗婷．药食同源植物的营养价值分析［J］．安徽农业科学，2015，43（11）：282-284.
［19］江艳华，曹恒炎．浅谈石斛性状的真伪鉴别［J］．海峡药学，2016，28（1）：40.
［20］赖万年，许良政．客家民间药膳中草药资源调查和开发利用［J］．嘉应学院学报，2004（6）：52-54.
［21］李玉杰，韦杏，谢彩英，等．“互联网+”背景下京族药膳配方挖掘研究［J］．亚太传统医药，2022，18（1）：14-16.
［22］李明．保健食品功能之抗氧化浅析［J］．饮食保健，2020，7（27）：276.
［23］刘勇，肖伟，秦振娴，等．“药食同源”的诠释及其现实意义［J］．中国现代中药，2015，17（12）：1250-1252，1279.
［24］刘英语．保健食品的研究现状及发展趋势［J］．食品安全导刊，2021（29）：134-135，138.
［25］刘磊，孙树文，王建明，等．中药人参在美白护肤品中的应用［J］．黑龙江医药，2012，25（1）：113-114.
［26］刘四军，林秋红，刘磊，等．药食两用物质在中医药辨证保健中的作用和特点［J］．中华中医药杂志，2022，37（9）：5009-5012.
［27］刘长喜．我国保健食品的理论与实践研究［D］．北京：中国中医科学院，2006.
［28］刘品华，刘明研，郑绍聪，等．造粒型黄精苦荞代用茶的研究［J］．西南农业学报，2021，34（1）：183-189.
［29］李丹，刘俊超，曹质彬，等．一种中西医结合治疗盆底障碍性疾病治疗系统：202110426416.X［P］.2021-07-27.
［30］李晓程．牡丹江地区药食同源植物资源开发利用调查分析［D］．哈尔滨：东北农业大学，2022.
［31］龙晓添．顺时调和，风土相宜：二十四节气的饮食养生习俗［J］．文史知识，2017（5）：19-25.
［32］梁晓静，安家成，黎贵卿，等．肉桂特色资源加工利用产业发展现状［J］．生

物质化学工程，2020，54（6）：18-24.
［33］毛佳汶．新食品原料批准品种及现状分析［J］．现代食品，2020（2）：75-78.
［34］宁兆君．国内外功能性食品监管对比及发展新动态研究［D］．广州：华南农业大学，2019.
［35］宁德煌．云南少数民族药膳十三款（上）［J］．中国食品，1994（4）：9-10.
［36］宁德煌．云南少数民族药膳十三款（下）［J］．中国食品，1994（5）：16-17.
［37］宁俊，张茜，王新明，等．国内外特殊医学用途配方食品发展概况［J］．生物产业技术，2018（6）：68-74.
［38］聂丛笑，权娟．吃橘子的4大禁忌［J］．农产品市场周刊，2016（9）：56-57.
［39］潘志宁．山豆根致头昏呕吐［J］．四川中医，1991（7）：54.
［40］阙灵，杨光，李颖，等．《既是食品又是药品的物品名单》修订概况［J］．中国药学杂志，2017，52（7）：521-524.
［41］单守庆．温补驱寒来道羊肉膳［J］．中医健康养生，2017（12）：37-38.
［42］萨翼．从抗氧化保健食品看食品在功能产品中的应用［J］．食品与机械，2020，36（10）：1-5.
［43］唐雪阳，谢果珍，周融融，等．药食同源的发展与应用概况［J］．中国现代中药，2020，22（9）：1428-1433.
［44］王玉凤，李凤，赵军．论《中医药膳学》中药食两用中药应用误区与合理应用［J］．辽宁中医药大学学报，2014，16（5）：88-89.
［45］王智民，刘晓谦，高慧敏，等．发展大健康产业过程中的药食两用中药研发［J］．中国药学杂志，2017，52（5）：333-336.
［46］王志强．天麻余鱼片缓解老痴［J］．家庭医药·快乐养生，2016（7）：44.
［47］王亮亮，唐小兰，王凯，等．杜仲的活性成分和保健功效及杜仲在食品加工中的应用［J］．食品安全质量检测学报，2020，11（10）：3074-3080.
［48］王旭芳．食品健康产业中的科学导向［J］．中国农村科技，2016（1）：30-32.
［49］王静，侯文静．木瓜枸杞酒发酵工艺研究及风味物质检测［J］．现代牧业，2021，5（4）：39-46.
［50］武阳阳．黎明产业：特医食品产业的崛起：访国家食品行业生产力促进中心主任马超［J］．食品安全导刊，2017（28）：24-25.
［51］吴澎．我国药食同源物质研究进展［J］．中国果菜，2024，44（5）：1.

［52］吴怡．药食同源在生活中的应用［J］．祖国，2018（16）：63-112.
［53］吴国泰，张琪，李芳，等．复方当归茶的体外抗氧化和体内免疫调节活性［J］．食品工业科技，2018，39（18）：274-278，284.
［54］肖热风，赖怀恩，肖海霞．药食同源理论的研究与应用探讨［J］．中国卫生产业，2013，10（12）：177-178.
［55］肖吉祥，周杨升，田鎏清，等．"健脾"类药食同源中药现况及产业前瞻［J］．现代食品，2021（18）：44-49.
［56］肖建才，刘建功，赵子鹤，等．传统健康食疗产业发展现状与展望［J］．食品与机械，2022，38（6）：8-15，236.
［57］谢果珍，唐雪阳，梁雪娟，等．药食同源的源流内涵及定义［J］．中国现代中药，2020，22（9）：1423-1427，1462.
［58］谢明勇．强化政产学研协同创新助推新兴食疗产业健康发展［J］．中国科技产业，2022（4）：14-15.
［59］许秀．功能食品的产生及发展趋势［J］．宁夏农林科技，2012，53（4）：68-69.
［60］徐志海，孙贺，马丽娜，等．中国营养食品发展现状与趋势［J］．黑龙江粮食，2014（1）：21-23.
［61］杨鹏．改善营养性贫血功能性食品开发研究的现状及前景［J］．食品界，2022（4）：73-75.
［62］予辑．药食同源原料目录（2017版）［J］．口腔护理用品工业，2017，27（6）：24-28.
［63］张金碧，赵香华．保健食品消费警示［J］．民心，2021（10）：50-51.
［64］张炳文，郝征红，王建军，等．对药食两用生物资源研发的创新思路探讨［J］．中国调味品，2006（4）：9-14，8.
［65］张华峰．药食两用植物含义辨析［J］．中国科技术语，2015，17（2）：52-54.
［66］张华峰．药食同源相关术语问题与对策［J］．中国科技术语，2019，21（4）：65-71.
［67］张佳星．药食同源产品路在何方［J］．食品界，2019（3）：35-37.
［68］张金碧，赵香华．保健食品科普知识［J］．民心，2021（9）：51-53.
［69］张馨远．龙眼的食用与保健［J］．中国果菜，2014，34（7）：80-81.
［70］张祖群，王文江．试论饮食文化的"节气性"：基于二十四节气的讨论［J］．地方文化研究辑刊，2022（1）：268-282.

[71] 赵德刚.关于药食同源植物研究[J].植物生理学报，2021，57(7)：1383-1384.

[72] 朱建平，邓文祥，吴彬才，等."药食同源"源流探讨[J].湖南中医药大学学报，2015，35(12)：27-30.

[73] 中华中医药学会.中医体质分类与判定(ZYYXH/T157-2009)[J].世界中西医结合杂志，2009，4(4)：303-304.